Raj Kumari Kataria
Meenakshi Sharma
Vidhu Aeri

Estudos fitofarmacológicos sobre as folhas de Solanum nigrum Linn

Raj Kumari Kataria
Meenakshi Sharma
Vidhu Aeri

Estudos fitofarmacológicos sobre as folhas de Solanum nigrum Linn

ScienciaScripts

Imprint
Any brand names and product names mentioned in this book are subject to trademark, brand or patent protection and are trademarks or registered trademarks of their respective holders. The use of brand names, product names, common names, trade names, product descriptions etc. even without a particular marking in this work is in no way to be construed to mean that such names may be regarded as unrestricted in respect of trademark and brand protection legislation and could thus be used by anyone.

Cover image: www.ingimage.com

This book is a translation from the original published under ISBN 978-620-2-01472-4.

Publisher:
Sciencia Scripts
is a trademark of
Dodo Books Indian Ocean Ltd. and OmniScriptum S.R.L publishing group

120 High Road, East Finchley, London, N2 9ED, United Kingdom
Str. Armeneasca 28/1, office 1, Chisinau MD-2012, Republic of Moldova, Europe
Printed at: see last page
ISBN: 978-620-7-69531-7

ÍNDICE

CAPÍTULO - 1

INTRODUÇÃO

A Organização Mundial de Saúde (OMS) estimou que cerca de 80% da população mundial depende principalmente de medicamentos tradicionais, sobretudo de drogas vegetais, para os seus cuidados de saúde. Atualmente, a Ayurveda coexiste com os sistemas modernos de medicina e continua a ser amplamente utilizada e praticada. Cerca de 30% da terapêutica atualmente utilizada é de origem natural. A farmacopeia moderna ainda contém cerca de um quarto dos medicamentos derivados de plantas, os produtos naturais isolados de plantas, os seus derivados ou os seus análogos sintéticos. Com a tendência crescente para as plantas medicinais, a procura de plantas medicinais está a aumentar tanto nos países em desenvolvimento como nos países desenvolvidos. A OMS sublinhou a utilização de sistemas indígenas de medicamentos baseados na matéria-prima disponível localmente, ou seja, plantas medicinais (Ali, 1997). Estima-se que até 50% das receitas atualmente aviadas nos EUA contêm um ou mais medicamentos de produtos naturais (Douglas, 2000).

A Índia é um repositório de mais de 45.000 espécies de plantas diferentes, das quais cerca de 15.000 são plantas medicinais. Os sistemas de medicina indianos identificaram 1 500 plantas medicinais; cerca de 500 espécies são utilizadas na preparação de medicamentos. Mais de um milhão e meio de praticantes do sistema indiano de medicina utilizam plantas medicinais para fins preventivos, primitivos e curativos. Estima-se que existam mais de 7 800 unidades de fabrico na Índia. O mercado internacional do comércio relacionado com as plantas medicinais está estimado em 60 mil milhões de dólares por ano, crescendo a uma taxa de 7%. A Índia, com a sua rica biodiversidade, tem uma enorme margem de manobra para contribuir para este comércio. A Índia foi identificada como um dos doze principais centros de megadiversidade do mundo, com plantas medicinais e aromáticas imensamente ricas que ocorrem em diversos ecossistemas. A produção anual de matérias-primas de plantas medicinais e aromáticas na Índia é de cerca de 200 milhões de euros. Apesar de possuir uma riqueza tão grande, a quota da Índia no mercado comercial mundial de produtos de plantas medicinais e aromáticas é de apenas 3-5%. Por conseguinte, é necessário que os produtos botânicos/à base de plantas indianos se tornem competitivos no mercado mundial no que respeita à normalização da qualidade dos principais constituintes químicos das ervas medicinais, dos produtos à base de plantas e dos produtos agrícolas. É igualmente necessário concentrarmo-nos em matérias-primas de qualidade.

As plantas medicinais constituem o recurso material para os medicamentos à base de plantas e o comércio global anual deste recurso é de 60 mil milhões de dólares, estimando-se que atinja os cinco biliões de dólares até ao ano 2050 - em todo o mundo, o mercado de medicamentos à base de plantas está atualmente a aumentar a uma taxa de 15% por ano. Um dos principais obstáculos a uma maior aceitação dos medicamentos à base de plantas dos países em desenvolvimento é a inadequação ou a falta de normas para a matéria-prima e para o produto acabado.

O reino vegetal representa um reservatório extraordinário de novas moléculas. Uma vez que as plantas podem conter centenas ou mesmo milhares de metabolitos, verifica-se atualmente um ressurgimento do interesse pelo reino vegetal como possível fonte de novos compostos principais para introdução no programa de rastreio terapêutico. Os produtos naturais continuam a contribuir com êxito para o desenvolvimento de novos medicamentos clínicos. [st]A seleção do desenvolvimento de produtos à base de plantas como uma das quatro áreas da missão biotecnológica para o século XXI pelo Ministério da Ciência e Tecnologia é um passo em frente para impulsionar a investigação e o desenvolvimento de produtos naturais. Até à data, o número de produtos naturais estruturalmente atribuídos que foram comunicados na literatura ascende a mais de 100 000, dos quais mais de 26 000 têm atividade biológica comunicada. Na sua essência, os produtos naturais são valorizados como sondas bioquímicas pelos biólogos e como novos modelos de medicamentos pelos cientistas farmacêuticos.

Mais de 85% das plantas superiores não foram adequadamente estudadas quanto à sua atividade biológica potencialmente útil e o reino vegetal não tem recebido atenção suficiente como recurso de possíveis agentes medicinais. Cerca de 130 substâncias químicas puras extraídas de cerca de 100 espécies de plantas superiores são utilizadas em medicamentos em todo o mundo. De acordo com um relatório de 1994 do Projeto Nacional de Desenvolvimento das Nações Unidas (PNUD), o valor anual das plantas medicinais provenientes dos países em desenvolvimento é de cerca de 32 mil milhões de dólares (100 000 crore de rupias). Teoricamente, existe a possibilidade de descobrir 328 novos medicamentos modernos escondidos em cerca de 325 000 espécies existentes nas florestas tropicais húmidas. Existem 47 grandes medicamentos modernos à base de plantas no mercado mundial e os 328 medicamentos potenciais previstos têm um valor estimado de 147 mil milhões de dólares (Chaudhri, 1996).

O rápido desaparecimento das florestas tropicais e de outras áreas importantes de vegetação indica que é essencial ter acesso a métodos que conduzam ao rápido isolamento e identificação de produtos naturais bioactivos. Tendo em conta o grande número de espécies vegetais potencialmente disponíveis para estudo, é essencial dispor de sistemas eficientes para o seu rápido rastreio químico e biológico. O processo convencional de redescoberta tem consistido em identificar um único constituinte ativo puro a partir do extrato eficaz e em estabelecer um método para o estimar no medicamento em bruto. Há muitos exemplos de várias investigações científicas que indicam claramente que vários componentes de uma erva podem atuar de formas diferentes para provocar o alívio geral dos sintomas e que as misturas de ervas podem ser mais eficazes. Por conseguinte, não é desejável resolver a mistura até aos constituintes individuais, mas é necessário identificar o conjunto de marcadores, a fim de definir os ensaios para essas preparações. Este processo de redescoberta parece ser mais prático e envolve a caraterização química e biológica através da qual os efeitos químicos e biológicos podem ser avaliados e os valores curativos são validados.

Por conseguinte, o efeito é direcionado para o objetivo de atualizar a Farmacopeia Herbal. Um inconveniente é que as impurezas nocivas na mistura passariam despercebidas. Por conseguinte, recomenda-se também que os estudos de toxicidade dos extractos sejam incorporados nos livros oficiais.

O ritmo da descoberta de medicamentos a partir de produtos naturais tem sido inigualável na última década devido à combinação da química dos produtos naturais com a biologia, à procura de medicamentos económicos e de agentes biológicos provenientes de recursos sustentáveis. A disponibilidade de novos alvos e a automatização deram um impulso à investigação nesta área.

A ciência dos produtos naturais, em conjunto com a biologia molecular, está a caminhar para o desenvolvimento de plantas medicinais transgénicas (Bhutani, 2000).

1(a) NORMALIZAÇÃO DOS MEDICAMENTOS HERBAIS (Handa, 2003)

A normalização é o processo de estabelecimento de um perfil de qualidade e identidade que pode ser utilizado para efeitos de monitorização da segurança e garantia global da qualidade dos medicamentos à base de plantas. Por conseguinte, os requisitos e métodos utilizados para a avaliação e normalização dos medicamentos à base de plantas devem ser capazes de garantir a segurança e eficácia das terapias, mas, ao mesmo tempo, não devem criar impedimentos ao desenvolvimento e aplicação de remédios tradicionais nos sistemas de cuidados de saúde comunitários.

A utilização de material vegetal genuíno e autêntico é essencial para a produção de medicamentos de qualidade nos sistemas tradicionais de medicina. De facto, a credibilidade destes sistemas de medicina depende da disponibilidade e autenticidade dos medicamentos em bruto.

A normalização é o processo de estabelecimento de um perfil de qualidade e identidade que pode ser utilizado para efeitos de segurança - monitorização e garantia global da qualidade dos medicamentos à base de plantas. O farmacognóstico (macroscopia, microscopia), a avaliação fitoquímica e a recolha de impressões digitais também fornecem certificação de qualidade e identidade.

A OMS, numa série de resoluções, sublinhou a necessidade de assegurar o controlo de qualidade dos medicamentos à base de plantas através da aplicação de normas adequadas, incluindo técnicas modernas, e publicou métodos de controlo de qualidade para material de plantas medicinais (OMS 1998), bem como o primeiro volume de monografias sobre 28 plantas medicinais seleccionadas (OMS 1999). Com o apoio ativo do Centro Internacional de Ciência e Tecnologia (ICS),

Trieste, Itália, o Prof. S.S. Handa preparou um documentário em vídeo sobre Técnicas de Normalização para Medicamentos à Base de Plantas (ICS 2001) para distribuição entre os países em desenvolvimento. Tais organizações internacionais (OMS; UNIDO; ICS) recomendam, encorajam e promovem os medicamentos à base de plantas no Programa Nacional de Cuidados de Saúde porque estes medicamentos estão facilmente disponíveis a baixo custo, são comparativamente seguros e as pessoas têm fé em tais remédios. São necessários medicamentos normalizados, de qualidade consistente e bem definida, para ensaios clínicos fiáveis e para uma utilização terapêutica benéfica.

A complexidade versus qualidade dos medicamentos à base de plantas é atribuída ao facto de uma droga vegetal ou uma preparação da mesma ser considerada como um ingrediente ativo na sua totalidade, quer os constituintes com atividade terapêutica sejam ou não conhecidos.

A normalização de um medicamento à base de plantas e da sua preparação não é apenas uma operação analítica; não termina com a identificação e o doseamento de um princípio ativo, mas incorpora todas as informações e controlos necessários para garantir a consistência da composição do produto.

Para a normalização e o controlo de qualidade dos medicamentos à base de plantas, é necessário seguir doze parâmetros. A autenticação é feita através do estabelecimento de um nome botânico exato com autoridade. As matérias estranhas não devem exceder 2% do medicamento. A avaliação organoléptica permite a aceitação do medicamento no que respeita à cor, ao odor e ao sabor. As características de diagnóstico por exame macroscópico e microscópico não só confirmam a verdadeira identidade do medicamento, como também ajudam a detetar qualquer adulterante ou substituto. Os medicamentos que contêm óleo volátil são avaliados através da sua determinação quantitativa. Os valores de cinzas, incluindo as cinzas totais, as cinzas insolúveis em ácido e as cinzas sulfatadas, indicam as cinzas fisiológicas, que derivam dos tecidos vegetais, e as cinzas não fisiológicas, que representam os resíduos de matérias estranhas (areia, terra, etc.) que aderem à superfície da droga vegetal. O valor extrativo ajuda a estabelecer a relação bruto: extrato.

A contagem microbiana assegura a ausência de organismos patogénicos como a Salmonella e as aflatoxinas e a outra contagem microbiana deve ser inferior ao limite permitido para evitar quaisquer riscos para a saúde. Os resíduos de pesticidas e os metais pesados devem estar dentro dos limites prescritos. Sempre que se procede à descontaminação microbiana através de irradiação, deve proceder-se à determinação do contaminante radioativo e, se estiver fora dos limites, o medicamento deve ser eliminado.

Alguns parâmetros quantitativos específicos dos medicamentos, como o índice de espuma e a atividade hemolítica para os medicamentos que contêm saponinas (por exemplo, Sapindus, Quillaia, Tribulus, Polygala); o fator de inchaço para os medicamentos que contêm mucilagens (por exemplo, Plantago, Tragacanth);

Índice de adoçamento para drogas como a Stevia; valor de amargor para drogas como Swertia, Phyllanthus e teor de óleo volátil sempre que presente (por exemplo, Labiates, Umbellifers).

A nível internacional, várias farmacopeias forneceram monografias que indicam parâmetros e normas de qualidade de muitos medicamentos à base de plantas e produtos derivados. Alguns exemplos incluem:

British Herbal Pharmacopoeia 233 monografias

British Herbal Compendium 84 monografias

Normas japonesas para medicamentos à base de plantas 248 monografias

USP, AHP, ESCOP, GCE, Monografias e análises de medicamentos chineses (CDMA)

Nenhuma farmacopeia do mundo é suficientemente abrangente para cobrir todas as ervas medicinais, pelo que o país em causa tem de ter a sua própria farmacopeia de ervas. Exemplo da monografia da Farmacopeia Americana de Plantas sobre a casca de cãibra (*Viburnum opulus*) e do Atlas Chinês sobre o perfil cromatográfico de impressões digitais.

O estatuto farmacopeico dos medicamentos à base de plantas/ASU na Índia reflecte o Formulário Ayurvédico da Índia (635 formulações), a Farmacopeia Ayurvédica da Índia (Vol I, II, III 80+ 83 +100= 263 MONOGRAFIAS); a Farmacopeia Herbal Indiana Vol I, Vol II (1998, 1999). Nova edição da Herbal Pharmacopoeia 2002 com 50 monografias, série ICMR sobre normas (32 monografias).

1.b) BREVE ESBOÇO DOS PRODUTOS NATURAIS UTILIZADOS COMO MEDICAMENTOS HEPATOPROTECTIVOS

O fígado é o maior e mais complexo órgão interno do corpo. É o órgão-chave do metabolismo e da excreção, está continuamente exposto a uma variedade de xenobióticos e agentes terapêuticos. Assim, as perturbações associadas a este órgão são numerosas e variadas. Todos os anos, mais de 15.000 pessoas morrem devido a cirrose hepática causada por hepatite. Embora a infeção viral seja uma das principais causas de lesão hepática, os poluentes ambientais e a ingestão crónica de álcool também podem causar lesões hepáticas graves.

Embora as doenças do fígado sejam uma das doenças mais importantes que afectam a humanidade, atualmente não existe nenhum remédio para a maioria delas. Vários preparados medicinais têm sido defendidos nos sistemas tradicionais de medicina, especialmente na ayurveda, para o tratamento de doenças hepáticas. Além disso, muitos remédios folclóricos, principalmente produtos vegetais, são também comuns em toda a Índia. Ainda não foi encontrado um agente terapêutico curativo efetivo. De facto, a maior parte dos remédios disponíveis apoiam ou promovem o processo de cura ou promovem o processo de cura do fígado.

Os medicamentos disponíveis no sistema de medicina moderno são os corticosteróides e os agentes imunossupressores, que apenas proporcionam um alívio sintomático e, na maioria dos casos, não têm qualquer influência no processo da doença. Além disso, a sua utilização está associada ao risco de recaídas e ao perigo de efeitos secundários. Estão disponíveis em todo o mundo cerca de 600 preparações comerciais com alegada atividade protetora do fígado. Na Índia, estão disponíveis cerca de 33 formulações herbáceas patenteadas para doenças hepáticas e estas preparações são uma variedade de combinações de 100 plantas medicinais indianas pertencentes a cerca de 40 famílias (Handa, et al, 1986).

Alguns dos medicamentos comuns à base de plantas eficazes nas doenças do fígado estão listados abaixo:

Abrus precatorius, sementes (Leguminosae); *Allium sativum*, bolbo (Liliaceae); *Allophyllus seduli* var edulis e gracilis, folhas (Sapindaceae); *Ampelopisis sativum*, brevipendunculata var hanceii, raízes (Vitidaceae); *Andrographisis paniculata*, planta inteira/folhas (Acanthaceae); *Angelica dahurica*, partes aéreas (Apiaceae); *Artemisia abrotanum*, partes acima do solo (Compositae); *Aphanamixis polystachya*, casca (Meliaceae); *Asteracantha longifolia*, folhas e sementes (Acanthaceae);*Azadirachta indica,* folhas (Meliaceae), *Baccharis trimera*, partes acima do solo (Asteraceae), *Boerhavia repanda,* raízes (Nyctaginaceae), *Butea monosperma*, flores (Leguminoseae), *Canarium manii*, nozes secas (Burseraceaee), *Curcuma longa*, rizomas (Zingiberaceae), *Colchicum autamnale*,cormos (Liliaceae), *Carica papaya*, frutos (Caricaceae), *Calotropis procera*, raízes (Asclpiadaceae), *Combretum glutinosum*, folhas (Combretaceae), *Eclipta alba,* partes aéreas / folhas (Asteraceae), *Euphorbia antisyphilitica*, planta inteira (Euphorbiaceae), *Enantia chlorantha*, casca (Annonaceae), *Glycyrrhiza* species, raiz (Leguminosae), *Garcinia kola*, sementes (Guttifera), *Hypericum japonicum*, planta inteira (Hypericaceae), *Hypoestes triflora*, folhas (Acanthaceae), *Mikania cordata*, raízes (Compositae), *Phyllanthus amarus*, planta inteira (Euphorbiaceae), *Phyllanthus fraternus,* planta inteira (Euphorbiaceae), *Phyllanthus emblica*, frutos (Euphorbiaceae), *Picrorhiza kurroa,* raízes (Scrophulariaceae), *Pueraria tuberosa*, planta inteira (Leguminosae), *Pluchea indica*, raízes (Compositae), *Rosmarinus tomentosus*, partes aéreas (Lamiaceae), *Raphnus sativus*, folhas/raízes (Cruciferae), *Ricinus communis*, plantas inteiras/folhas (Euphorbiaceae), *Salsola collina*, partes acima do solo (Chenopodiaceae), *Schizandra chinensis,* frutos (Schizandraceae), *Swertia chirata,* partes aéreas (Gentianaceae), *Silybum marianum,* partes acima do solo (Compositae), *Tamarix dioica*, folhas (Tamariaceae), *Terminalia arjuna, Terminalia chebula*, planta inteira (Combretaceae), *Tinospora cordifolia,* planta inteira (Menispermaceae) (Doreswamy, 1995).

CAPÍTULO - 2

Revisão da literatura sobre *Solanum nigrum*

2.a) Características botânicas, variabilidade genética, distribuição geográfica e cultivo (Agronomia).

Solanum nigrum Linn., família Solanaceae, é vulgarmente utilizado no sistema de medicina indiano (Wealth of India, 1992). É um ingrediente integral de formulações hepatoprotectoras atualmente disponíveis no mercado (Handa *et al.,*1986).

Utilizações na medicina tradicional: Todas as partes: emoliente, diurético e laxante; planta inteira: anódino, antidisentérico, anti-sético, difórico, expetorante, hidragogo, sedativo, útil em cardalgias e gripes; uma infusão da planta usada como enema para bebés com dores abdominais; extrato fresco usado em hidropisia, gonorreia, hemoptise, hemorróidas, serve como antídoto para envenenamento por ópio, aumento do fígado e baço; decocção antiespasmódica e narcótica; bagas: antidiarreico, antipirético, tónico, benéfico em anasarca, problemas oculares e doenças cardíacas; a decocção de bagas e flores é prescrita em tosse e constipação; os frutos fazem uma compota deliciosa; as folhas são aplicadas a feridas e chagas e são utilizadas no tratamento de psoríase, eczema, hemorróidas e sífilis, folhas (quentes) aplicadas a testículos dolorosos e inchados; pasta utilizada como cataplasma em gotas e articulações reumáticas; doenças da pele; o sumo fresco produz dilatação das pupilas (Rastogi et al.,1991).

Nomes Vernaculares: Sânscrito -Kakamachi: Hindi-MakorInglês-Sombra nocturna do jardim: Urdu-Makoh: Punjabi-Mako: Gujarati-Piludi: Assami-Kakamachi, Pitkachia: Bengali-Gudakami: Tamil-Manarthakkali, Manitakkali, Maniththakkali: Telugu- Kamanchi: Marathi-Kanoni: Oriya-Lunlunia (Farmacopeia ayurvédica da Índia, 1999).

Parte utilizada como medicamento: Planta inteira (Chopra *et al.*,1956).

Características botânicas: *Solanum nigrum* é uma erva erecta, pouco ou muitas vezes muito ramificada, geralmente glabra, com 30-45 cm de altura, com alguns ramos e numerosas pequenas raízes laterais, externamente lisa, castanho pálido; O caule é ereto, pubescente, verde, arredondado na região basal e angular na região apical; A folha é simples, com 2,5 8,5 cm de comprimento e 2.5 cm de largura, ovalada ou oblonga, sinate, dentada ou lombada, estreitada em ambas as extremidades, peciolada, fina; A flor é pequena, de cor branca, extra-axilar, subumbellate, 3-8 cymes floridas; pedicelos com 6-10 mm de comprimento, muito finos; cálice com 2-3 mm de comprimento, glabro, com cinco lóbulos, oblongo, obtuso; corola com 4-8 mm de comprimento, 5 lóbulos oblongos subagudos; filamentos curtos, achatados, peludos na base; antera com 1.2-2,5 mm de comprimento, amarelada, oblonga, obtusa, entalhada no ápice; ovário globoso, glabro; estilo cilíndrico, peludo na parte inferior; Fruto - uma baga, 6 mm de diâmetro, obtusa, geralmente preto-púrpura, mas algumas vezes vermelha, amarela ou preta; lisa brilhante; Semente - discoide, 1,5 mm de diâmetro, lisa, minuciosamente perfurada e de cor amarelada (Rastogi et al., 1991).

Variabilidade genética: Existe uma série poliploide na planta *Solanum nigrum* com número de cromossomas n = 12, 24 e 36. As populações naturais de *Solanum nigrum* são classificadas com base na cor dos frutos em: Tipo 1 diploide (n = 12), frutos pretos azulados brilhantes e pequenos, Tipo 2 tetraploide (n = 24), frutos vermelhos alaranjados e pequenos e Tipo 3 hexaplóide (n = 36), frutos pretos arroxeados e grandes (Tandon e Rao 1996).

Os tetraploides induzidos do complexo *Solanum nigrum* assemelham-se aos diploides correspondentes (Siddiqui *et al.*, 1981).

Foi sugerida a evolução de poliplóides através de mutação e recombinação de genes e a estabilização de hexaplóides em *Solanum nigrum*. Também se sugere que, na fase posterior da poliploidia, os membros diplóides se tornam progressivamente mais restritos em termos de distribuição geográfica, levando finalmente à extinção (Rao *et al.*,1982).

Foi obtido um nível mais elevado de ploidia em *Solanum nigrum* através do método de colchiploidia. As plantas hexaplóides revelaram 36 bivalentes em diakinensis e metafase I, e 72 cromossomas somáticos, enquanto as tratadas revelaram 144 cromossomas. A existência de 12 X plantas férteis a um nível elevado de ploidia sugere a existência de um mecanismo inerente de tolerância a níveis elevados de ploidia por parte da espécie (Singh *et al.*,1982)

A germinação após tratamento com raios gama em *Solanum nigrums* mostrou estimulação a 5 e 15 KR em tetraplóides. A germinação mostrou flutuações relativamente menores nos teraplóides irradiados em comparação com os respectivos controlos (Kothekar *et al.*,1983).

O autotetraplóide mostrou mais afinidade com o tetraploide natural do que com o seu progenitor diploide. Foi relatado que a autotetraploidia é significativa na evolução de formas tetraplóides no complexo *Solanum nigrum* (Bhiravamurty *et al.*,1984).

As sementes de *Solanum nigrum* tratadas com mutagénicos químicos, metanossulfonato de etilo (EMS), dietilsulfato (DES) e etilenoimina (EI), produziram diferentes tipos de irregularidades meióticas, tais como fragmentos, retardatários, pontes, movimento precoce e não orientação dos cromossomas, tanto nos diplóides como nos tetraplóides. Foram atribuídas diferenças marginais na sensibilidade dos diplóides e tetraplóides às peculiaridades genómicas dos diplóides e tetraplóides de *Solanum nigrum* (Kothekar *et al.*,1986).

Distribuição geográfica: A planta é encontrada em toda a Índia em zonas secas, até uma altitude de 2100 m. Em Himachal Pradesh, a planta é encontrada em todo o estado até 2600 m, especialmente como erva daninha perto de aldeias, caminhos pedonais e campos (Kiritikar et al.,1980). A planta também é amplamente distribuída em países como Austrália, Israel, Nova Zelândia, Azerbaijão, Nepal, Paquistão, Japão, Europa, América do Sul e África (Bradley et al.,1978).

Cultivo (Agronomia): É uma planta portadora de sementes perfumadas com alta taxa de germinação. Assim, é fácil propagar a planta através de sementes. O viveiro pode ser criado durante os meses de março-abril e o transplante é feito durante junho (Rastogi e Mehrotra,1990).

As sementes embebidas durante 24 horas em ácido giberélico (10 e 50 ppm), tioureia (1 e 2 %) e nitrato de potássio (0,5 e 1 %) foram semeadas juntamente com sementes de controlo embebidas em água. Foram registadas a percentagem de germinação e o desempenho do crescimento das plântulas em termos de altura do rebento e comprimento da raiz após 14 dias. A taxa de germinação de sementes obtidas de frutos de tamanho pequeno e grande foi marginalmente melhorada com a concentração mais baixa de nitrato de potássio e tioureia (Gnanasabitha *et al.*,2000).

Os filtrados de duas estirpes de cianobactérias, nomeadamente *Oscillatoria foreaui* (A 1340) e *Anabaena ambigua* (A100), foram utilizados como suplemento fertilizante para *Solanum nigrum* . O filtrado, juntamente com estrume de quinta, aumentou o teor de clorofila, a altura da planta e o número de ramos (Lakashmi *et al.*,2000).

2(b) Constituintes fitoquímicos e análise de princípios bioactivos:

As partes aéreas e os frutos de *Solanum nigrum* contêm principalmente glicosídeos alcalóides. A parte aérea contém Solasonina, Solamargina e β-Solamargina. O teor total de glicoalcalóides foi encontrado nas folhas: 0,363 %; caule: 0,083 %; fruto não maduro: 0,547 %; e fruto maduro: 0,002 %; as folhas contêm a maior quantidade de Tigogenina (ShaigAli *et al.*,1998). Duzentas variedades de *Solanum nigrum*, quando estudadas por cromatografia em papel, continham os glicoalcalóides Solasodina, Solsodina (γ-solanigrina) e "Solamargina" (δ-solanigrina) em quantidades elevadas. Os alcalóides glicosídicos foram separados por precipitação fraccionada de colesterol e cromatografia em coluna com Al2O3 e BuOH aquoso (Schreiber,1958).

A solasonina e a solamargina foram identificadas em *Solanum nigrum* por cromatografia em papel e em coluna, eletroforese e pelo estudo dos produtos hidrolíticos. Não foi possível detetar nenhuma aglicona livre nesta planta. Os frutos imaturos continham 4,2 % de glucoalcalóides (Ashgan *et al.*,1963).

A solanidina (0,004 %) foi estimada em bagas verdes na parte solúvel em água, mas foi considerada totalmente ausente em bagas maduras. O teor de solasodina variou de 5-6 % nas bagas maduras e 4-5 % nas bagas verdes. O teor de alcalóides totais e de matérias gordas não-nitrogenadas foi considerado mais elevado nos bagos maduros (Bose *et al.*,1980). Verificou-se que as bagas imaturas de *Solanum nigrum* continham cinco glicosídeos esteróides, SN-0 , SN-1 ,SN-2 ,SN-3, SN-4 e os quatro primeiros foram caracterizados como 26-O-(β-D-glucopiranosil)- 22-metoxi-25D-5α-frost-3β,26-diol,3-O-β-lycotetraoside, desgalactotigonin, Solamargina e Solasonina, respetivamente (Saijo *et al.*,1982). Um novo espirostanosídeo, a Uttronina B (C H O_{396412} ,mp 218-221°) foi isolado e caracterizado a partir da raiz e dos caules de *Solanum nigrum* (Sharma *et al.*,1982).

Um glicosídeo espirostanol e dois glicosídeos furostanol foram isolados do extrato metílico do caule e da raiz de *Solanum nigrum*. Estes foram identificados como 3-O-(β- lucotetracosil)-(25R)-5α-spirostan 3-β-ol(uttronin A) ($C_{50}H_{82}O_{22}$, mp. 241-245o); 3- O-(β-lucotetracosil)-26-O-(β-D-glicopiranosil)-(25R)-22 α-metoxi-5- α-furostano-3 β,26-diol (uttronina A) ($C_{57}H_{96}O_{28}.H_2O$, mp.220-225o),e 3-O-(β-licotetracosil) 26-O-(β-D-glicopiranosil) (25R) 5- α-furostano-3 β-22 α ,26 triol (uttrosídeo B) ($C_{56}H_{94}O_{28}$.H2O, mp. 210-215o) (Sharma *et al.*,1982).

A hidrólise ácida de diferentes tipos de esteróides de *Solanum* (glicoalcalóides), Solanina, Solanidina, Solasodina, Demissina e Tomatina foi estudada com vários tempos de reação e concentrações de ácido. Foi desenvolvida uma nova técnica de hidrólise, utilizando um sistema de duas fases, que irá melhorar o método atual de estimativa dos glicoalcalóides totais em *Solanum nigrum* (Van, 1984). As bagas não trituradas de *Solanum nigrum* foram imersas em metanol frio durante dois anos. A partir destas bagas, foram obtidos quatro novos alcalóides esteroidais derivados enzimaticamente (Yoshida *et al.*,1987).

A composição proteica e de aminoácidos de *Solanum nigrum* apresentou o nível mais elevado de aminoácidos livres (6,85 %). Entre os vários aminoácidos, foram investigados o ácido amino-n-butírico, a arginina, o ácido glutâmico, a metionina e a prolina (Parui *et al.*,1996). As folhas mais pequenas apresentaram a maior concentração de alcalóides. A quantidade absoluta de alcaloide por folha aumentou durante o desenvolvimento da folha, enquanto a concentração diminuiu. A concentração de alcaloide nas raízes foi maior do que no caule (Eltayeb *et al.*,1997). As novas saponinas esteroidais, designadas nigumnins I e II, juntamente com duas saponinas conhecidas, foram obtidas a partir da planta inteira de *S.nigrum*. Com base na análise espectroscópica, a nigrumnina I foi estabelecida como (25R)-5α-espirostan-3β-ol 3-O- β-D-xilopiranosil-(1-3)-{α-L-arabinopiranosil-(1-2)}-β-D-glucopiranosil-(1-4)-}α- L-rhamnopiranosil-(1-2)}-β-D-glactopiranosídeo e a nigrumnina Ii foi elucidada como (25R)-3 β, 17α-di-hidroxi-5-α-espirostan-12-ona-3-O- β-D-xilopiranosil-(1-3)-{ α-L- arabinopiranosil-(1-2)}-β-D-glucopiranosil-(1-4)} α-L- ramnopiranosil-(1-2)}-β- D-galactopiranosídeo(Ikeda et al.,2000).

As folhas dão os seguintes valores (em 100 g. de material comestível): humidade, 82,1; proteína, 5,9; gordura, 1,0; minerais, 2,1; e hidratos de carbono, 8,9 g.; Ca, 410; P, 70; e Fe, 20,5 mg./100 g. As folhas são fontes ricas de riboflavina; 0,59; ácido nicotínico, 0,92 e vitamina C, 11,0 mg. Também foram registados valores mais elevados de vitamina C (20-40 mg/100g). Os frutos contêm glucose e frutose (15-20%), vitamina C e β-caroteno. As sementes, que constituem 9,5% do peso do fruto fresco, contêm 17,5% de proteínas em base de peso seco. Produzem um óleo amarelo-esverdeado (21,5%). Os ácidos gordos componentes do óleo são: linoleico, 46,63; oleico, 49,73; palmítico, 1,76; e esteárico, 1,88% (The Wealth of India 1972). Composição mineral das folhas secas ao ar de *Solanum nigrum*, Ca ,2.0 g/100g.; P, 1.1 g/100g.;K,2.0 g/100g.;Na, 3.0 g/100g.; Mg,0.6 g/100g.;Fe,572 ppm; Mn,328 ppm;Cu, 25 ppm; Zn,522 ppm. Composição mineral de folhas frescas de *Solanum nigrum*, Ca ,2,4 g/100g.; P, 0,9 g/100g.;K,1,6 g/100g.;Na, 1,1 g/100g.; Mg,0,6 g/100g.;Fe,609 ppm; Mn,91 ppm;Cu, 64 ppm; Zn,1091 ppm (Aletor e Adeogun 1995).

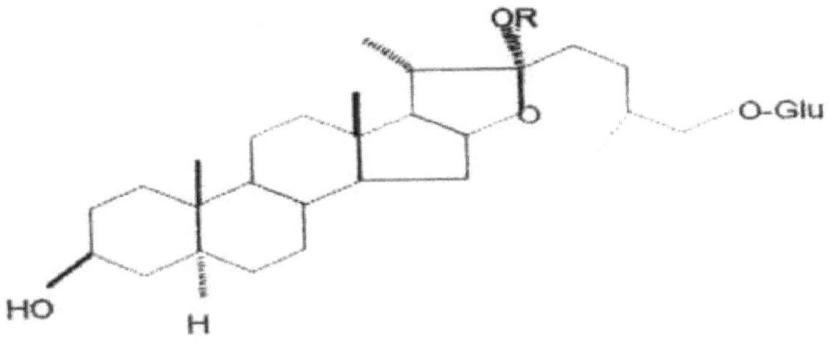

Uttroside A
R = Me
Uttroside B
R = H

$C_{27}N\ \Delta^{5}$ - Tomatiden -3β-ol

(5α- 11 : Tomatidine)

$C_{27}N$, - Solasodine

(5α- H : Soladulucidine)

$C_{27}N$, - Solanidine

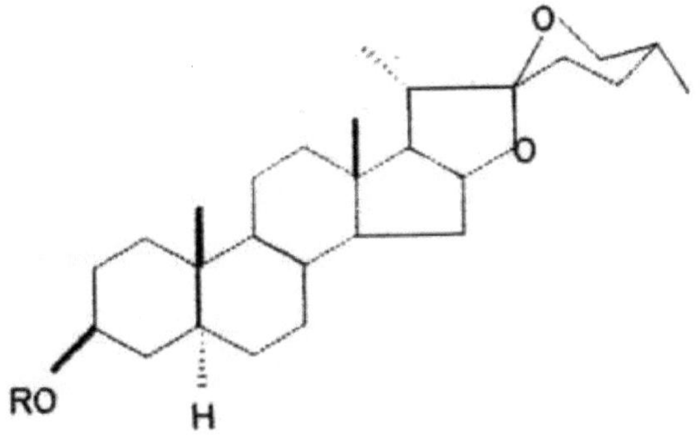

RO H

Uttronin A
R = Glu(4→1) Glu (2→1) Glu (3→1) Xyl

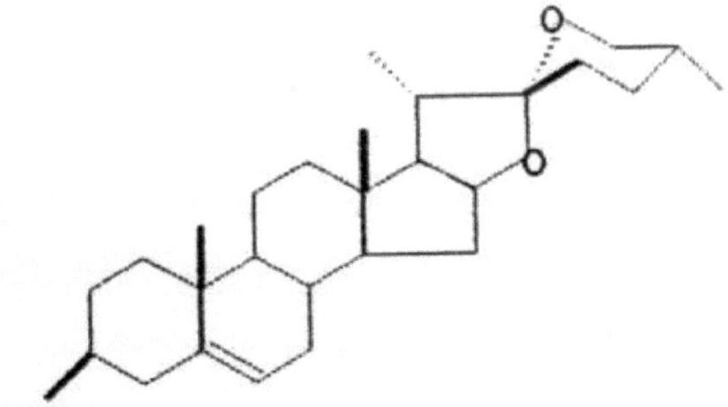

RO

Uttronin B
R = Rha (4→1) Glu

2(c) Trabalho farmacológico com referências específicas a utilizações clínicas :

O pó de sementes e frutos secos de *Solanum nigrum numa* dose de 1-2 gm com água, duas vezes por dia, mostrou um efeito positivo contra a iterícia (Goel *et al.*,1981). A administração de tetracloreto de carbono a ratos normais e alimentados com Liv-52 aumentou a formação in vitro de peróxido lipídico, a alimentação de ratos com Liv-52 deu uma proteção marcada contra o aumento da peroxidação lipídica e a diminuição do conteúdo de colestrol e fosfolípidos da fração microsomal (Sexena *et al.*,1981). Em vinte e cinco casos de queimaduras, o aumento do apetite, a sensação de bem-estar, a epitelização precoce de lesões de queimaduras, a diminuição da hospitalização, o retorno do equilíbrio positivo de azoto e o aumento precoce dos níveis de proteínas plasmáticas reflectiram-se, após o tratamento com Liv. 52 (Malla *et al.*,1982).

A solasodina, isolada de *Solanum nigrum,* inibiu a proliferação de culturas de células do baço murino in vitro. O resultado indica que o composto exibe uma atividade imunossupressora (Bahr *et al.*,1982). O efeito da Liv.52 foi avaliado no tratamento da cirrose infantil indiana. O Liv.52 melhora a capacidade funcional do fígado e os testes de função hepática também mostraram melhorias. Os níveis de alfa-I-anti-tripsina aumentaram significativamente (Aggarwal *et al.*,1983). Observou-se que 0,2 ml de extrato de *Solanum nigrum* inibiu a heamólise induzida pela cloropromazina de eritrócitos humanos normais in vitro a 170 % (Sulochana *et al.*,1984).

O extrato alcoólico de *Solanum nigrum* causou bradicardia no coração normal e hipodinâmico da rã e provocou uma queda da pressão sanguínea com um aumento correspondente da frequência respiratória no cão (Panday *et al.*,1985). O medicamento à base de plantas composto por *Solanum nigrum, Solanum lyratum, Angelica sinesis, Curcuma aromatica, Duchesnea indica* e *Salvia miltiorrhiza,* inibiu o hepapocarcinoma e o tumor sólido em ratos (Liang *et al.*,1986). O nível de açúcar permaneceu significativamente elevado mesmo após 1 h da sua administração, quando o nitrato de berílio foi administrado a animais preparados com Liv. 52. O medicamento reduziu os danos no fígado e registou uma melhoria significativa

(Mathur *et al.*,1987).

Uma formulação contendo *Solanum nigrum* foi submetida a um ensaio terapêutico na hepatopatia induzida por paracetamol em ovelhas. O fármaco foi administrado em doses de 1 g/kg de peso corporal diariamente, por via oral, em duas doses divididas, a partir de 1st dia até 10th dia. A formulação provou ser eficaz na reversão das alterações hepatopáticas (Bhaumik *et al.*, 1993).

Liv. 52 foi administrada por via oral a ratinhos albinos suíços machos na fase peri-inicial e pós-inicial da papilomagénese induzida por DMBA, os ratinhos com tumores foram reduzidos em 75% e a média de tumores por ratinho foi reduzida após 15 semanas de observação. O número cumulativo de papilomas também foi reduzido por esta formulação (Prashar *etal.*,1994). Liv. 100, uma formulação à base de plantas improvisada de Liv. 52, reduziu o efeito de peroxidação do peróxido de hidrogénio de forma dependente da dose e do tempo. O efeito protetor do medicamento foi reforçado pelo fornecimento de glutatião reduzido que inibiu o processo deletério da peroxidação lipídica (Suja *et al.*,1997).

Os níveis de ATPase foram examinados no homogenato de fígado de ratos tratados com extrato liofilizado de *Solanum nigrum*, a diminuição da atividade da ATPase foi encontrada na água e no extrato orgânico. Os níveis reduzidos de ATPase total, Mg^{++} ATPase, Na K^{++} ATPase e os níveis aumentados de atividade de Ca^{++} ATPase protegem o tecido contra a reação peroxidativa, evitando assim os danos celulares (Chandra *et al.*,1996). Foram preparados e testados extractos aquoso, ácido e orgânico de *Solanum nigrum* utilizando o ensaio de Ames para o microssoma de Salmonella e a estirpe de teste padrão *Salmonella typhimurium* TA102. Verificou-se que o extrato não era mutagénico de uma forma dependente da dose na ausência ou presença de ativação metabólica (Chandra *et al.*,1996).

Foi estudado o efeito protetor do Liv.52 e do Liv.100 contra a peroxidação in vitro induzida pelo tetracloreto de carbono em homogenato de fígado de rato. A peroxidação lipídica (LPO) foi medida em termos de substâncias reactivas ao ácido tio-barbitúrico (TBARS), e a glutationa reduzida foi também avaliada. Estas formulações inibiram o efeito de peroxidação do tetracloreto de carbono de uma forma dependente da dose e do tempo (Suja *et al.*,1997). Os constituintes químicos de *Solanum nigrum* foram examinados e foram isolados glicosídeos de espirostano, furostano, espirosolano e solanidano. Alguns dos compostos foram avaliados quanto a actividades anticancerígenas, anti-hepatotóxicas e antipiréticas (Nohara *et al.*,1998).

Uma injeção intraperitoneal de extrato etanólico de frutos de *Solanum nigrum* prolongou significativamente o tempo de sono induzido pelo pentobarbital, produziu alterações no padrão de comportamento geral, reduziu o padrão de comportamento exploratório, suprimiu o comportamento agressivo, afectou a atividade locomotora e reduziu a motilidade espontânea (Perez *et al.*,1998). HD-03, uma formulação à base de plantas, foi investigada quanto à sua atividade anticolestática na colestase induzida por TAA em cobaias anestesiadas. A administração de TAA numa dose de 100 mg/kg de peso corporal reduziu significativamente o fluxo biliar, o ácido biliar e a excreção de sais biliares. O pré-tratamento com HD-03 numa dose de 750 mg/kg de peso corporal por via oral durante 15 dias em cobaias preveniu significativamente as alterações induzidas pelo TAA (Mitra *et al.*,1999).

Por fracionamento orientado para a bioatividade, foram isolados três glicosídeos esteróides conhecidos, β2- Solamargina, Solamargina e Degalactotigonina, de *Solanum nigrum.* O ensaio citotóxico indicou que a Solamargina era o principal agente antineoplásico (Kobayashi *et al.*,1999).

O extrato etanólico a 50% da planta inteira de *Solanum nigrum* foi testado in vitro quanto à sua ação citoprotectora contra a toxicidade induzida pela gentamicina em células Vero. A citotoxicidade foi significativamente inibida, conforme avaliado pelo ensaio de exclusão do azul de Tripan e pelo ensaio da atividade da desidrogenase mitocondrial (MTT). O extrato testado exibiu um potencial significativo de eliminação do radical hidroxilo, sugerindo assim o seu provável mecanismo de citoprotecção (Prashant *et al.*,2001).

O extrato alcoólico a 50% e o extrato de éter de petróleo de *Solanum nigrum* (bagas) foram investigados quanto à atividade anti-inflamatória no edema induzido por carragenina em ratos albinos. O extrato alcoólico mostrou uma atividade significativa na inibição do edema, enquanto a atividade mostrada pelo extrato de éter de petróleo foi comparativamente menos significativa (Nadeem *et al.*,1996).

A presença do extrato vegetal de *Solanum nigrum* na mistura de reação contendo ADN de timo de vitelo e sistema gerador de radicais livres protegeu o ADN contra danos oxidativos na sua porção de açúcar desoxirribose. O efeito hepatoprotector do extrato bruto da planta foi atribuído à sua capacidade de suprimir a degradação oxidativa do ADN nos resíduos de tecido (Sarwat *et al.*, 1995).

2(d) Trabalho de cultura de tecidos: Foi observado um aumento significativo do teor de Diosgenina, Tigogenina e Solasodina numa cultura em suspensão de *Solanum nigrum* cultivada em meio RT, suplementado com 70 mg de colesterol /100 ml de meio em tecido com quatro semanas de idade (Khanna *et al.*,1980).

As culturas de tecidos de *Solanum nigrum* foram iniciadas a partir de explantes foliares num meio sólido contendo sais inorgânicos, vitamina, 3 % de sacarose e combinações de IAA e benziladenina. A presença de IAA e de sacarose no meio estimulou significativamente a produção de solasodina nas culturas de tecidos (Bhatt *et al.*,1983).

O meio MS-basal contendo BA e NAA (0,5 mg/ml cada) foi considerado o melhor meio para a produção de *Solanum nigrum* com um elevado teor de acumulação de alcalóides. Foi produzida com êxito uma série de plantas in vitro e in vivo e a análise química revelou que o teor de glicoalcalóides era mais elevado do que o registado em plantas intactas no campo (EI-Ashaal et al.,1999).

2(e) Justificação do presente trabalho: As plantas medicinais são amplamente utilizadas na formulação de produtos de saúde à base de plantas. Nos sistemas de medicina tradicional indianos, a planta inteira ou as partes da planta ou várias plantas/partes da planta são utilizadas como matérias-primas. A utilização de material vegetal genuíno e autêntico é essencial para a qualidade dos medicamentos nos sistemas tradicionais de medicina. A principal crítica que os sistemas tradicionais de medicina enfrentam é a inadequação da validação científica e das normas do material vegetal utilizado pelo fabricante nas formulações à base de plantas. Assim, existe uma forte necessidade de promover a normalização dos parâmetros de qualidade de importantes ervas medicinais.

Para além da autenticação botânica, a composição química e bioquímica do material deve ser investigada. Os parâmetros físico-químicos dão uma ideia da qualidade da erva e são úteis na normalização dos medicamentos em bruto. O efeito do medicamento à base de plantas não se deve à sua origem natural, mas sim às suas características farmacológicas dos níveis de dose dos constituintes activos. Por isso, a análise química dos constituintes é a parte mais importante da padronização. Para utilizar os constituintes fitoquímicos das ervas como marcadores de qualidade viáveis, é necessário que sejam isolados, identificados e quantificados na formulação. Os dados analíticos ajudarão imenso na normalização dos medicamentos à base de plantas.

O perfil de impressões digitais por HPTLC é uma das ferramentas mais poderosas para ligar a identidade botânica ao perfil dos constituintes químicos da planta. Em combinação com as investigações microscópicas, o perfil de impressões digitais fornece os meios para um controlo de identidade conveniente. Pode também ser utilizado para detetar adulterantes nas matérias-primas. A partir do perfil dos constituintes, pode ser selecionado um número de compostos marcadores, que podem ser utilizados para descrever melhor a qualidade do medicamento nas preparações à base de plantas. O perfil fornece uma impressão digital aproximada que pode servir de referência para uma aprovação rápida do controlo de qualidade.

***Solanum nigrum* é uma importante planta medicinal utilizada nos sistemas tradicionais de medicina**

(Wealth of India,1992). É um ingrediente integral de muitas formulações hepatoprotectoras disponíveis no mercado (Handa, *et al.,* 1986). As actividades antineoplásica e citoprotectora de *Solanum nigrum* também foram recentemente comunicadas (Kobayashi, *et al.,* 1999 e Prashanth, *et al.,* 2001).

A extensa pesquisa bibliográfica sobre a planta revelou que existe uma grande variação relativamente à parte da planta utilizada como medicamento hepatoprotector e à concentração dos constituintes activos presentes nas diferentes partes do medicamento. As folhas mais pequenas apresentaram a concentração máxima de alcalóides (Eltayed, *et al.,* 1997). Além disso, não foi efectuado qualquer trabalho sistemático sobre as folhas de *Solanum nigrum* . Não existem relatórios disponíveis sobre a normalização das folhas da droga em bruto.

Tendo em conta a forte necessidade de promover a normalização dos parâmetros de qualidade de importantes ervas medicinais, considerou-se útil efetuar os seguintes estudos em folhas tenras e maduras de *Solanum nigrum:*

- Padronização botânica, padronização físico-química e perfil químico das folhas tenras e maduras da droga bruta.
- Extração, isolamento e caraterização dos constituintes químicos das folhas maduras do medicamento em bruto.
- Atividade hepatoprotectora, estudos bioquímicos no soro e estudos histopatológicos dos tecidos do fígado nas folhas tenras do medicamento em bruto.

CAPÍTULO - 3

EXPERIMENTAL

EXPERIMENTO 1: Padronização botânica das folhas de *Solanum nigrum*

1(i) Aquisição do medicamento: As folhas frescas, tenras e maduras foram colhidas no Herbal Garden, Jamia Hamdard (JH), no mês de novembro. A identidade da coleção foi confirmada pelo Dr. M.P.Sharma, Taxonomista, Departamento de Botânica, JH. As amostras de voucher são mantidas no Departamento de Farmacognosia e Fitoquímica, JH, Nova Deli-110062.

1(ii) Avaliação macroscópica: Foram observados os seguintes caracteres:- Aspeto e cor : As folhas eram simples, com 2,5-8,5 cm de comprimento e 2,5 cm de largura, ovadas ou oblongas, sinatais, dentadas ou lobadas, estreitas em ambas as extremidades, pecioladas, finas; pubescentes. A superfície dorsal é de cor verde, mas a superfície ventral é ligeiramente pálida e a venação é reticulada. Sabor - amargo, Odor - caraterístico (Fig.1,2)

1(iii) Avaliação microscópica: Espécime: Folha de planta normal.

Preparação da solução de fixação: Utilizou-se uma solução de formol-álcool-ácido acético (FAA) para fixar as amostras de plantas. O ácido acético-formalino é uma mistura de 50 ml de etanol (95 %), 5 ml de ácido acético glacial, 10 ml de formaldeído (37-40 %) e 35 ml de água.

Procedimento: O espécime de folha foi fixado em 20 ml de FAA. Em seguida, foi lavada, desidratada e embebida em cera de parafina (56° C) para a preparação dos blocos. Os blocos preparados foram depois utilizados para cortar as secções finas; as fitas que continham a secção (5 micrómetros) utilizando um micrótomo (tipo Yarco-Spencer, York Scientific Industries, Deli) foram colocadas em lâminas de vidro e a cera foi removida da secção com xileno e corada com safranina em álcool a 50 %, tendo sido preparadas lâminas permanentes, que foram observadas com várias ampliações no microscópio Olympus (Olympus Vanoz-s-AH-2, Japão) e foram tiradas fotografias com a ajuda de uma câmara ligada ao microscópio.

Observações: A secção transversal da folha mostrou uma epiderme de camada única com células redondas a ovais, cobertas com cutícula estriada. Foram observados tricomas, tanto de cobertura como glandulares; os tricomas de cobertura eram unisseriados, com 3-5 células, com pontas pontiagudas e paredes verrugosas. Os tricomas glandulares eram constituídos por um pedúnculo de 1-2 células e uma cabeça glandular de 2-7 células. Faixas de colênquima (2-3 camadas) aparecem abaixo da epiderme superior e acima da epiderme inferior. A nervura mediana apresenta muitos feixes vasculares bicolaterais dispostos em arco. A preparação da superfície mostra estomas do tipo anisocítico (crucífero) (Fig.3,4)

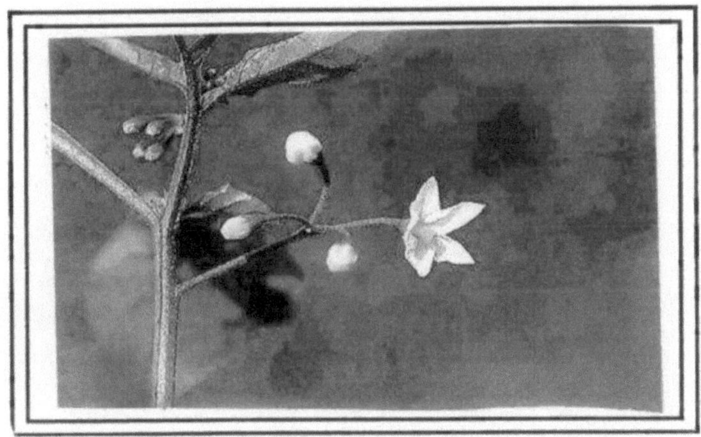

Fig. 1 Aerial parts of *Solanum nigrum* at flowering stage.

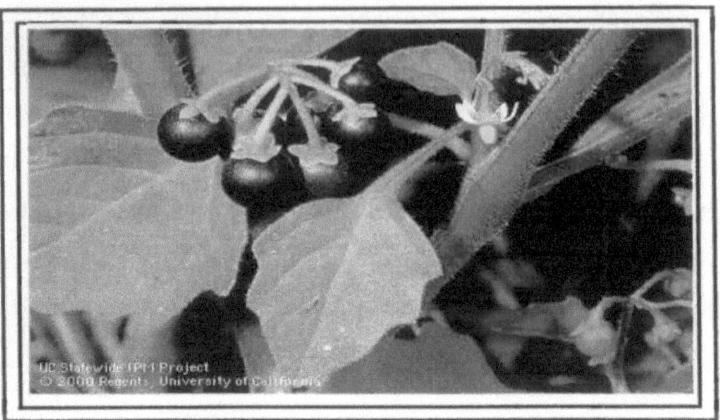

Fig. 2 Aerial parts of *Solanum nigrum* at fruiting stage.

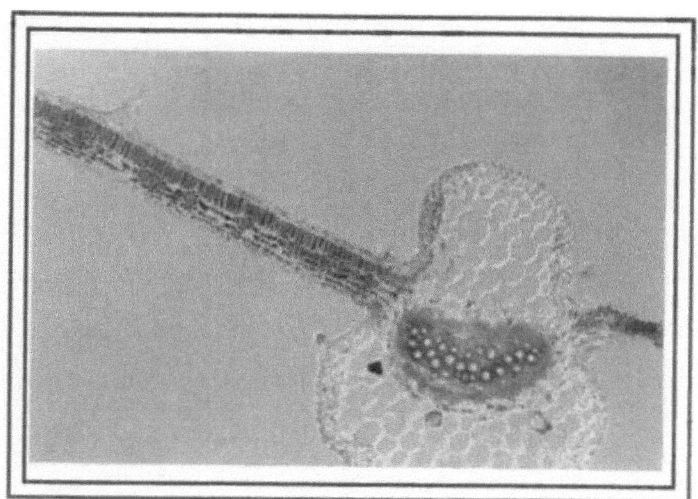

Fig. 3 The Transverse section of leaf midrib shown epidermis with covering trichome 10 X 3.3

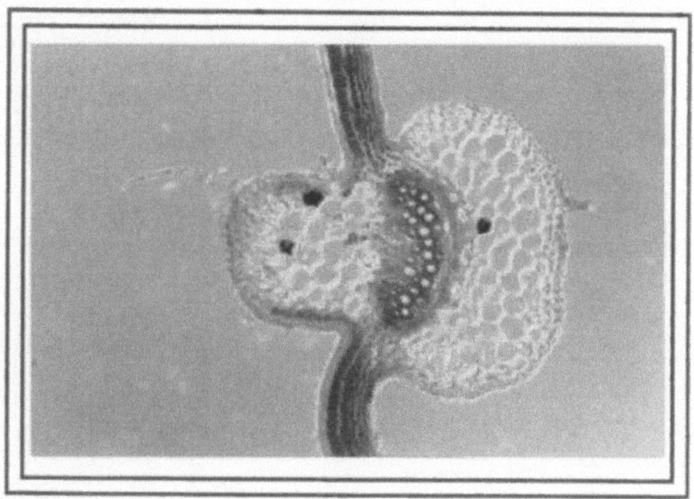

Fig. 4 The Transverse section of leaf midrib shown bicollateral vascular bundles arranged in arc. 10 X 3.3

1(iv) Microscopia em pó:

Características organolépticas: Pó de cor creme, com odor caraterístico e sabor amargo.

Procedimento: Limpou-se uma pequena quantidade de pó com uma solução de hidrato de cloral e corou-se com floroglucinol e ácido sulfúrico concentrado. Adicionou-se uma gota de glicerina e a lâmina foi observada ao microscópio.

Observações: Foram observados os seguintes caracteres microscópicos

Tricomas; tanto os tricomas de cobertura como os glandulares estavam presentes em abundância. Tricomas de cobertura; numerosos, simples, multicelulares (3-5 células), unisseriados, com pontas pontiagudas e paredes verrugosas.

Tricomas glandulares; tricomas glandulares sésseis e multicelulares com talo, um talo de 1-2 células e cabeça glandular de 2-7 células.

Estomas; tipo crucífero ou anisocítico. Foram também observados fragmentos de vasos com espessamentos em espiral e fragmentos de lâmina com células em paliçada e tecidos esponjosos. (Fig.5)

1(v) Microscopia Analítica Quantitativa:

Procedimento: Algumas folhas de *Solanum nigrum* foram fervidas em solução de hidrato de cloral e tratadas sucessivamente com soda clorada para branqueamento. As folhas foram finalmente lavadas e montadas com glicerina para estudar as constantes foliares com a ajuda da câmara lúcida.

Foram registadas as seguintes observações:

Rácio de paliçada: - 2 a 4

Número da veia-ilhota:- 7 a 10

Índice de estomas: - 15-17 na epiderme superior.

22-23 na epiderme inferior.

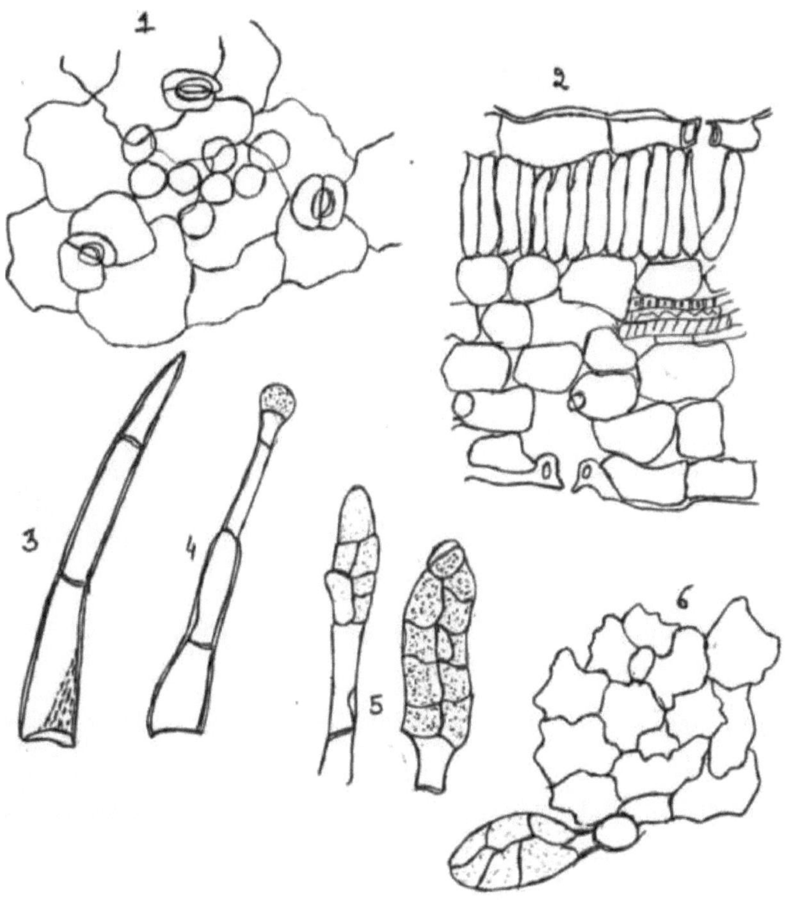

Fig. 5 Microscopical characters of leaf powder

1. Upper epidermis in surface view showing anisocytic stomata and part of underlying polisade.
2. Transverse section portion of lamina, showing upper epidermis layer,veinlet, mesophyll and lower epidermis.
3. A covering trichome.
4,5. Parts of Glandular trichome.
6. Epidermis in surface view with a glandular trichome.

EXPERIMENTO-2: Padronização físico-química das folhas de *Solanum nigrum*

2(i) Determinação de valores de extração sucessivos

Determinar os valores de extrato de éter de petróleo, benzeno, clorofórmio, acetona, metanol e água de folhas tenras e maduras de *Solanum nigrum*.

Método: 10 g do pó de droga bruta seca ao ar foram extraídos sucessivamente com os solventes num aparelho de soxhlet. De cada vez, antes de extrair com o solvente seguinte, o pó foi seco no forno de ar quente abaixo de *50° C,* finalmente o bagaço foi extraído com clorofórmio : água (5:95) para obter o extrato aquoso. Cada extrato foi concentrado por destilação do solvente e evaporação até à secura em banho-maria. O extrato obtido com cada solvente foi pesado e a sua percentagem em termos de material vegetal seco ao ar pesado foi calculada. As observações foram registadas no quadro 1,2.

2(ii) Determinação dos valores individuais de extração (a quente e a frio)

Determinar os valores de extrato de éter de petróleo, benzeno, clorofórmio, acetona, metanol e água de folhas tenras e maduras de *Solanum nigrum*.

Método de extração a quente: 10 g do pó do medicamento em bruto seco ao ar foram extraídos com os solventes num aparelho de soxhlet, utilizando sempre uma carga nova. Cada extrato foi concentrado por destilação do solvente e evaporação até à secura em banho-maria. O extrato obtido com cada solvente foi pesado e a sua percentagem em relação ao material vegetal seco ao ar foi calculada. As observações foram registadas no quadro 3 e 4.

Método de extração a frio: 5 g do fármaco seco ao ar, grosseiramente pulverizado, foram macerados com 100 ml de cada solvente num frasco fechado durante 24 horas, agitando-se frequentemente durante as primeiras 6 horas e deixando-se em repouso durante 18 horas. Depois disso, filtrou-se rapidamente tomando precauções contra a perda de água, 25 ml do filtrado foi evaporado até à secura num prato de porcelana tarado, seco a 105oC, pesado e a sua percentagem em termos de material vegetal seco ao ar pesado foi calculada. As observações foram registadas no quadro 5 e 6.

Quadro 1 : Valores de extrato sucessivos (%) de folhas maduras

S.N.	Extrato de éter de petróleo	Extrato de benzeno	Extrato clorofórmico	Extrato de acetona	Extrato metanólico	Extrato de água

1.	0.5013	0.4190	0.2275	0.6586	1.7746	8.4066
2.	0.5015	0.4186	0.2278	0.6589	1.7754	8.4071
3.	0.5013	0.4189	0.2277	0.6588	1.7764	8.4068
Média	0.5014	0.4188	0.2277	0.6587	1.7754	8.4068

Quadro 2 : Valores de extrato sucessivos (%) de folhas tenras

S.N.	**Extrato de éter de petróleo**	**Extrato de benzeno**	**Extrato clorofórmico**	**Extrato de acetona**	**Extrato metanólico**	**Extrato de água**
1.	**1.843**	**1.028**	**2.304**	**1.748**	**20.822**	**10.322**
2.	**1.850**	**1.030**	**2.305**	**1.730**	**20.832**	**10.252**
3.	**1.845**	**1.032**	**2.310**	**1.743**	**20.828**	**10.271**
Média	**1.846**	**1.030**	**2.306**	**1.740**	**20.827**	**10.282**

Quadro 3 : Valores individuais de extrato quente (%) de folhas maduras

S.N.	**Extrato de éter de petróleo**	**Extrato de benzeno**	**Extrato clorofórmico**	**Extrato de acetona**	**Extrato metanólico**	**Extrato de água**
1.	0.5013	2.264	6.028	5.492	31.212	64.376
2.	0.5019	2.264	6.010	5.483	31.250	64.286
3.	0.5021	2.252	6.022	5.479	31.239	64.292
Média	0.5017	2.260	6.020	5.484	31.233	64.318

Quadro 4 : Valores individuais de extrato a quente (%) de folhas tenras

S.N.	**Extrato de éter de petróleo**	**Extrato de benzeno**	**Extrato clorofórmico**	**Acetoneex tract**	**Extrato metanólico**	**Extrato de água**
1.	1.842	3.001	7.028	6.492	32.212	69.323
2.	1.850	3.011	7.140	6.432	32.204	69.284
3.	1.848	3.020	7.092	6.450	32.217	69.301
Média	1.847	3.010	7.087	6.459	32.211	69.302

Quadro 5 : Valores individuais de extrato a frio (%) de folhas maduras

S.N.	**Extrato de éter de petróleo**	**Extrato de benzeno**	**Extrato clorofórmico**	**Extrato de acetona**	**Extrato metanólico**	**Extrato de água**
1.	0.840	1.088	2.776	2.312	14.896	33.968
2.	0.841	1.076	2.776	2.300	14.848	33.840
3.	0.840	1.079	2.760	2.312	14.850	33.612
Média	0.840	1.081	2.770	2.308	14.864	33.794

Quadro 6 : Valores individuais de extrato a frio (%) de folhas tenras

S.N.	Extrato de éter de petróleo	Extrato de benzeno	Extrato clorofórmico	Extrato de acetona	Extrato metanólico	Extrato de água
1.	1.056	2.320	3.192	2.600	15.101	25.112
2.	1.060	2.312	3.188	2.616	14.900	25.122
3.	1.059	2.301	3.179	2.611	15.010	25.130
Média	1.058	2.311	3.186	2.609	15.000	25.121

2(iii) Determinação do valor das cinzas

Determinar as cinzas totais das folhas tenras e maduras de *Solanum nigrum*

Método: A droga bruta seca ao ar (2-3 g) foi pesada na placa de platina ou de sílica alcatroada e incinerada a uma temperatura não superior a 450° C até ficar livre de carbono. A placa de sílica foi deixada arrefecer e pesada. A percentagem de cinzas em relação ao medicamento seco ao ar foi então calculada (Indian Pharmacopoeia 1996). As observações foram registadas no quadro 7

Determinar as cinzas insolúveis em ácido das folhas tenras e maduras de *Solanum nigrum*

Método :- A cinza total obtida foi fervida com 25 ml de HCl 2M durante 5 min. As matérias insolúveis foram recolhidas num cadinho de Gooch, lavadas com água quente e inflamadas. Em seguida, arrefeceu-se num exsicador e pesou-se. A percentagem de cinzas insolúveis em ácido em relação à droga seca ao ar foi então calculada (I.P. 1966). As observações foram registadas no quadro 7

Determinar as cinzas solúveis em água das folhas tenras e maduras de *Solanum nigrum*

Método :- A cinza total obtida foi fervida com 25 ml de água. As matérias insolúveis foram recolhidas num cadinho de Gooch, lavadas com água quente e inflamadas durante 15 minutos a uma temperatura não superior a 450°C. O peso da matéria insolúvel foi subtraído do peso da cinza, que representava a cinza solúvel em água. A percentagem de cinzas solúveis em água em relação à droga seca ao ar foi então calculada (I.P. 1966).

As observações foram registadas no quadro 8

Quadro 7 :- Valores de cinzas (%) de folhas maduras

Sl.No.	Cinzas totais	Cinza insolúvel em ácido	Cinza solúvel em água
1	14.45	6.01	13.94
2	14.40	6.02	13.92
3	14.45	6.00	13.95
Média	14.43	6.00	13.93

Quadro 8 :- Valores de cinzas (%) de folhas tenras

Sl.No.	Cinzas totais	Cinza insolúvel em ácido	Cinza solúvel em água
1	15.00	6.08	14.09
2	15.03	6.07	14.20
3	15.08	6.01	14.18
Média	15.03	6.05	14.15

2(iv) Determinação do teor de humidade

Determinar a perda por secagem de folhas tenras e maduras de *Solanum nigrum*

Método:

O pó do medicamento em bruto (10 g) foi colocado numa placa de evaporação alcatroada. A placa de evaporação alcatroada foi seca a 105^0 C durante 6 h e pesada. A secagem foi continuada até que duas leituras sucessivas coincidissem ou a diferença entre duas pesagens sucessivas não fosse superior a 0,25% do peso constante.

As observações foram registadas nos quadros 9 e 10.

Quadro 9: Teor de humidade (%) das folhas maduras

S. Não.	Peso De medicamento+Prato (Antes da secagem) A (g)	Peso De medicamento+Prato (Após secagem) B (g)	A - B	Perda na secagem (%)
1.	79.880	79.115	0.765	7.65

2.	85.750	85.00	0.75	7.50
3.	85.769	85.990	0.77	7.70

Média = 7,616

Quadro 10: Teor de humidade (%) das folhas tenras

S. Não.	**Peso De medicamento+prato (antes da secagem) A (g)**	**Peso De medicamento + cápsula (após secagem) B (g)**	**A - B**	**Perda por secagem (%)**
1.	85.740	84.899	0.861	8.61
2.	88.730	87.900	0.830	8.30
3.	89.850	89.000	0.850	8.50

Média = 8,47

2(v) Determinação dos taninos

Determinar o teor em taninos das folhas tenras e maduras de *Solanum nigrum*

Método:

- Para preparar o extrato de material vegetal, foi adicionada uma quantidade específica de material vegetal em pó a um balão cónico. Foram adicionados 150 ml de água e a mistura foi aquecida num banho de água a ferver durante 30 minutos. Deixou-se assentar o material sólido e filtrou-se através de um papel de filtro com 12 cm de diâmetro, rejeitando os primeiros 50 ml do filtrado.

- Para determinar a quantidade total de material extraível em água, 50 ml do extrato de material vegetal foram evaporados até à secura, o resíduo foi colocado numa estufa a 105° C durante 4 h e pesado (T_1).

- Para determinar a quantidade total de material vegetal não ligado ao pó de couro que era extraível em água. Extraíram-se 80 ml de material vegetal; adicionaram-se 6 g de pó de couro R e agitou-se bem durante 60 minutos. 50 ml do filtrado límpido foram evaporados até à secura. O resíduo foi seco numa estufa a 105 °C e pesado (T_2).

- Para determinar a solubilidade do pó de couro, adicionaram-se 6 g de pó de couro R a 80 ml de água e agitou-se bem durante 60 minutos. Evaporou-se até à secura 50 ml do filtrado límpido. O resíduo foi seco numa estufa a 105 ºC e pesado (T_0).

- A quantidade de taninos foi calculada em percentagem através da seguinte fórmula:

$$\frac{[T1-(T_2-T_0)] \times 500}{w}$$

Onde w = o peso do material vegetal em g.

w = 6g.

As observações foram registadas nos quadros 11 e 12.

Quadro 11 : Teor de taninos (%) das folhas maduras de *Solanum nigrum*

T_1 (g)	T_2 (g)	T_0 (g)	$[T1-(T_2-T_0)] \times 500$
			w
0.4366	0.9638	0.8308	25.30
0.4369	0.9640	0.8320	25.40
0.4299	0.9500	0.8210	25.07

Média=25,25%

Quadro 12: Teor de taninos (%) das folhas tenras de *Solanum nigrum*

T_1 (g)	T_2 (g)	T_0 (g)	$[T1-(T_2-T_0)] \times 50w$
0.4570	0.9712	0.8612	28.92
0.4581	0.9721	0.8661	29.34
0.4821	0.9720	0.8503	30.03

Média=29,43%

2(vi) Determinação do índice de formação de espuma

Determinar o índice de formação de espuma das folhas tenras e maduras de *Solanum nigrum*

Método:

- O material vegetal (1 g) foi reduzido a um pó grosseiro (peneira nº 1250). Foi pesado com precisão e transferido para um erlenmeyer de 500 ml contendo 100 ml de água a ferver. A mistura foi submetida a uma fervura moderada durante 30 minutos. Em seguida, arrefeceu-se e filtrou-se para um balão volumétrico de 100 ml, tendo-se adicionado, através do filtro, água suficiente para diluir o volume.

- Deitar a decocção em 10 tubos de ensaio com rolha (altura 16 cm, diâmetro 16 mm) em porções sucessivas de 1 ml, 2 ml, 3 ml, etc., até 10 ml, e ajustar o volume do líquido em cada tubo com água até 10 ml. Os tubos foram agitados longitudinalmente durante 15 segundos, com duas agitações por segundo. A observação foi avaliada da seguinte forma.

- Se a altura da espuma em cada tubo for inferior a 1 cm, o índice de formação de espuma é inferior a 100.

- Se a altura da espuma de 1 cm fosse medida em qualquer tubo, o volume da decocção do material vegetal nesse tubo (a) era utilizado para determinar o índice. Se este tubo for o primeiro ou o segundo tubo de uma série, preparou-se uma diluição intermédia de forma semelhante para obter um resultado mais preciso.

- Se a altura da espuma for superior a 1 cm em cada tubo, o índice de formação de espuma é superior a 1000. Neste caso, o extrato foi repetido utilizando uma nova série de diluições.

- O índice de formação de espuma foi calculado utilizando a seguinte fórmula:

$$\frac{1000}{a}$$

Em que a é o volume em ml da decocção utilizada para preparar a diluição no tubo onde se observou a formação de espuma até uma altura de 1 cm.

Observações: O índice de formação de espuma das folhas maduras e tenras foi inferior a 100.

2(vii) Determinação do pH

Determinar o pH das folhas tenras e maduras de *Solanum nigrum*

Método: O pó de droga bruta (1g e 10g) foi dissolvido em água destilada e filtrado. O pH do filtrado foi verificado com um elétrodo de vidro padronizado e as observações foram registadas na Tabela 13

Quadro 13: Valores de pH das folhas tenras e maduras de *Solanum nigrum*

Folhas maduras		Folhas tenras	
Solução de pH 1%	**Solução pH 10%**	**Solução de pH 1%**	**Solução pH 10%**
6.66	6.38	6.71	6.43
6.62	6.29	6.69	6.41
6.59	6.30	6.65	6.38
Média = 6,623	6.323	6.683	6.406

2(viii) Estudar o efeito de diferentes reagentes químicos no comportamento de fluorescência do pó do medicamento em bruto

Método: O pó do medicamento em bruto foi tratado com diferentes reagentes e examinado à luz UV (254 e 366 nm). As observações foram registadas no quadro 14

Tabela 14: Efeito de diferentes reagentes químicos no pó do medicamento em bruto

S. Não.	Química Tratamento	Observações			
		254 nm		366 nm	
		Folhas maduras	Folhas tenras	Folhas maduras	Folhas tenras
1.	NaOH 1N em metanol	Verde claro	Verde escuro	Castanho-terra	Castanho escuro
2.	NaOH 1N em água	Amarelo esverdeado	Castanho-esverdeado	Castanho	Amarelo acastanhado
3.	50% HCl	Verde-escuro	Castanho-escuro	Castanho	Castanho escuro
4.	50% HNO_3	Castanho claro	Amarelo alaranjado	Preto acastanhado	Preto acastanhado
5.	50% H_2SO_4	Castanho claro	Preto escuro	Castanho	Castanho escuro

6.	Éter de petróleo	Verde claro	Amarelo esverdeado	Cor-de-rosa	Rosa escuro
7.	Clorofórmio	Verde claro	Verde escuro	Vermelho rosado	Vermelho tijolo

2(ix) Estudar o efeito de diferentes reagentes químicos no pó do medicamento em bruto

Método: Os testes químicos do medicamento em pó com diferentes reagentes foram efectuados de acordo com o método descrito por Key LA, 1938. A maioria destes testes baseou-se na indicação da cor do medicamento em pó com reagentes específicos.

As observações foram registadas no quadro 15

Tabela 15: Efeito de diferentes reagentes químicos no pó do medicamento em bruto

S. Não.	**Tratamento químico**	**Observações**	
		Folhas maduras	**Folhas tenras**
1.	Conc. HCl	Preto esverdeado	Preto esverdeado escuro
2.	Conc. HNO_3	Amarelo alaranjado	Laranja escuro
3.	Conc. H_2SO_4	Preto esverdeado escuro	Castanho-escuro
4.	Ácido acético glacial	Amarelo esverdeado claro	Amarelo-esverdeado escuro
5.	5% NaOH	Amarelo claro	Amarelo escuro
6.	5% KOH	Verde amarelado	Preto esverdeado
7.	5 % $FeCl_3$	Castanho	Castanho escuro
8	Solução de iodo	Amarelo	Amarelo acastanhado
9	Ácido pícrico	Laranja	Laranja amarelado
10	Pó como tal	Verde escuro	Preto esverdeado

EXPERIMENT-3 : Perfil químico de *Solanum nigrum*

3(i) Rastreio fitoquímico

Os testes químicos qualitativos para a presença/ausência de metabolitos primários e secundários nos extractos de folhas tenras e maduras de *Solanum nigrum*.

(A) Preparação dos reagentes (I.P., 1996)

i. **Solução-mãe do reagente de Dragendorff:** Solução de iodobismato de potássio modificada, suspender 1,7 g de subnitrato de bismato e 20 g de ácido tartárico em 40 ml de água destilada. Adicionaram-se à suspensão 40 ml de uma solução a 40% p/v de iodeto de potássio, agitou-se durante 1 hora e filtrou-se. Esta solução-mãe foi conservada durante vários dias num recipiente resistente à luz.

Reagente de Dragendorff: A solução-mãe (5 ml) foi misturada com 15 ml de água imediatamente antes da utilização.

ii. **Reagentes de Hager:** Preparou-se uma solução aquosa saturada de ácido pícrico.

iii. **Reagentes de Mayer:** Dissolver o cloreto de mercúrio (1,4 g) em 60 ml de água destilada. Adicionou-se uma solução de 5 g de iodeto de potássio em 20 ml de água destilada para obter 100 ml e guardou-se num recipiente para utilização.

iv. **Regentes de Wagner:** O iodo (1,27 g) foi dissolvido em 5 ml de água e o volume foi aumentado para 100 ml. A esta solução adicionaram-se 100 ml de solução de iodeto de potássio a 2 % p/v, misturou-se bem e guardou-se num recipiente bem rolhado para utilização.

v. **Reagentes de Liebermann-Burchard:** Misturar ácido sulfúrico (2,5 ml) com anidrido acético (2,5 ml), adicionar 45 ml de álcool, agitar bem e guardar para utilização.

vi. **Solução A de Fehling (solução de cobre) :** Pequenos cristais de sulfato cúprico cuidadosamente seleccionados (34,66 g) foram dissolvidos sem vestígios de efervescência ou aderência, humidade em água suficiente para produzir 500 ml, e armazenados num recipiente bem fechado.

vii. **Solução B de Fehling (solução de tartarato alcalino):** O tartarato de sódio e potássio (176 g) e o hidróxido de sódio (77 g) foram dissolvidos em água suficiente para produzir 500 ml e armazenados num recipiente com rolha. Misturou-se um volume igual das soluções A e B de Felling imediatamente antes da utilização.

viii. Reagente de Millons: Dissolver o mercúrio (3 g) em 27 ml de ácido nítrico fumegante frio e diluir a solução com igual volume de água.

ix. Reagente de ninidrina: A ninidrina (30 g) foi dissolvida em 10 ml de n-butanol, seguida de 0,3 ml de ácido acético a 98 % v/v, e armazenada para utilização.

O rastreio fitoquímico preliminar foi efectuado utilizando os extractos para diferentes tipos de constituintes químicos. Os extractos foram submetidos a uma investigação fitoquímica preliminar para deteção de: Alcalóides, Carbohidratos, Glicosídeos, Compostos fenólicos, Flavonóides, Proteínas e aminoácidos, Saponinas, Esteróis, Compostos ácidos, Mucilagens.

(B) Preparação da solução de ensaio: Para cada um dos ensaios seguintes, foram preparados extractos metanólicos e aquosos de folhas tenras e maduras.

(i) Testes de deteção de alcalóides: Cada um dos resíduos do extrato foi tomado separadamente em 5 ml de ácido clorídrico a 1,5 % e filtrado. O filtrado foi então testado com os seguintes reagentes:

a) Reagente de Dragendorff: Foram adicionadas algumas gotas do reagente de Dragendorff a cada um dos extractos e observou-se a formação de um precipitado amarelo alaranjado

b) Reagente de Hager: Foram adicionadas algumas gotas de reagente de Hager a cada um dos extractos e observou-se a formação de um precipitado amarelo.

c) Reagente de Wagner: Foram adicionadas algumas gotas de reagente de Wagner a cada um dos extractos e observou-se a formação de precipitados.

d) Reagente de Mayer: Foram adicionadas algumas gotas de reagente de Mayer a cada um dos extractos e observou-se a formação de um precipitado branco ou de cor creme.

(ii) Testes para deteção de hidratos de carbono

a) Teste de Molisch: Pequenas quantidades de extractos alcoólico e aquoso foram dissolvidas separadamente em 5 ml de água destilada e filtradas. A esta solução foram adicionadas 2-3 gotas de α-naftol. Adicionou-se cerca de 1 ml de ácido sulfúrico concentrado ao longo dos lados do tubo de ensaio inclinado, de modo a formar duas camadas, e observou-se a formação de um anel de cor violeta na interface.

b) Reagente de Fehling (deteção de açúcares redutores): Adicionaram-se algumas gotas das soluções A e B de Fehling, em igual volume, a extractos diluídos e aqueceu-se durante 30 minutos, observando-se a formação de um precipitado de cor vermelho-tijolo.

(iii) Testes para Glicosídeos

Foram tomados cerca de 2 ml de extrato alcoólico e submetidos aos seguintes testes:

a) Teste de Keller-Killiani: Um ml de ácido acético glacial contendo vestígios de cloreto férrico e um ml de ácido sulfúrico concentrado foram adicionados ao extrato e observou-se a formação de uma cor castanha avermelhada na junção de duas camadas e a camada superior tornou-se verde azulada na presença de glicosídeos.

b) Teste de Borntrager: Um ml de benzeno e 0,5 ml de solução diluída de amoníaco foram adicionados ao extrato etanólico e observou-se a formação de uma cor rosa avermelhada.

c) Teste legal: Os extractos etanólicos concentrados foram alcalinizados com algumas gotas de solução de hidróxido de sódio a 10% e, em seguida, foi adicionada à solução uma solução de nitrosoprido de sódio recentemente preparada e observou-se a formação de cor azul.

d) Teste de Baljet*:* Aos extractos etanólicos concentrados foi adicionado o reagente picrato de sódio e observou-se a formação de cor laranja ou amarela.

(iv)Ensaios de compostos fenólicos

a) Solução de cloreto férrico: Os extractos foram colocados em água e aquecidos. Adicionaram-se 2 ml de solução de cloreto férrico e observou-se a formação de cor verde ou azul.

b) Solução de acetato de chumbo: Aos extractos (2 ml) foi adicionada uma solução de acetato de chumbo e observou-se a formação de um precipitado.

c) Solução de gelatina: Adicionaram-se alguns ml de solução de gelatina ao extrato aquoso e observou-se a formação de um precipitado ou de uma turvação.

(v) Testes para flavonóides

a) Teste do amoníaco: As tiras de papel de filtro foram mergulhadas em solução alcoólica do extrato, amonizadas e observadas quanto à mudança de cor de branco para amarelo.

b) Teste de Shinoda / Pew: Dissolveu-se uma pequena quantidade de resíduo em 5 ml de etanol e tratou-se com algumas gotas de ácido clorídrico concentrado e 0,5 g de limalha de magnésio e observou-se a formação de cor-de-rosa.

(vi) Testes para proteínas e aminoácidos

a) Teste de Millon: A alguns ml de extrato alcoólico, foram adicionados 5 ml de água destilada e filtrados. A dois ml deste filtrado adicionaram-se 5-6 gotas do reagente de Millon (solução de nitrato de mercúrio e ácido nitroso) e observou-se a formação de um precipitado vermelho.

b) Teste da xantoproteína: A dois ml de extrato foram adicionadas algumas gotas de ácido nítrico pelos lados do tubo de ensaio e observou-se a formação de cor amarela.

c) Teste de Biureto: Ao filtrado alcalino amoniado do extrato foram adicionadas 2-4 gotas de solução de sulfato de cobre a 0,02 % e observou-se a formação de cor vermelha ou violeta.

d) Teste da ninidrina: Ao extrato, foi adicionada uma solução de acetato de chumbo para precipitar os taninos. O precipitado foi colocado num cromatograma de papel, pulverizado com reagente de ninidrina e aquecido a 110°C durante 5 minutos e observado quanto à formação de cor vermelha ou violeta.

(vii) Testes para deteção de saponinas

a) Teste de espuma: Alguns mg de resíduo foram colocados num tubo de ensaio com uma pequena quantidade de água e agitados vigorosamente durante um minuto e observou-se a formação de uma espuma rica que se manteve estável durante mais de dez minutos.

b) Ao extrato alcoólico foram adicionadas algumas gotas de bicarbonato de sódio, agitou-se bem e observou-se a formação de espuma tipo favo de mel.

(viii)Testes para esteróis

O extrato alcoólico foi evaporado até à secura e o resíduo foi extraído com éter de petróleo e acetona. O resíduo insolúvel deixado após a extração com éter de petróleo e acetona foi testado para esteróis como:

a) Teste de Liebermann-Buchard: O resíduo insolúvel foi dissolvido em clorofórmio e foram adicionadas algumas gotas de anidrido acético e algumas gotas de ácido sulfúrico concentrado a partir das paredes do tubo de ensaio e observou-se a formação de uma coloração azul a vermelho-sangue.

b) Reação de Salkowski: Ao extrato foram adicionados dois ml de ácido sulfúrico concentrado e observou-se a formação de um anel amarelo na junção, que se torna vermelho após um minuto.

c) Reação de Herche: Adicionaram-se ao resíduo 2-3 ml de ácido tricloroacético, aqueceu-se e observou-se a formação de cor vermelha a violeta.

(ix) Testes para compostos ácidos

Ao extrato alcoólico foi adicionada uma solução de bicarbonato de sódio e observou-se a produção de efervescências.

Uma pequena quantidade de extrato alcoólico foi colocada em água morna e filtrada. O filtrado foi então testado com papel de tornassol e alaranjado de metilo e observou-se o aparecimento de cor azul.

(x) Testes para a presença de mucilagem: O extrato foi tratado com solução de vermelho de ruténio em acetato de chumbo e observou-se a formação de cor rosa.

As observações foram registadas no quadro 16

Quadro 16: Análise qualitativa dos ensaios químicos

S. Não.	Componentes	Folhas maduras	Folhas tenras
1.	Alcalóides	+	+
2.	Hidratos de carbono	+	+
3.	Glicosídeos	+	+
4.	Compostos fenólicos e taninos	+	+
5.	Flavonóides	+	+
6.	Proteínas e aminoácidos livres	+	+
7.	Saponinas	+	+
8.	Esteróis	+	+
9.	Compostos ácidos	+	+
10.	Mucilagem	-	-
11.	Lípidos/gorduras	+	+

+ Presente

- Ausente

3 (ii) Perfil TLC

Estudar o perfil TLC dos extractos de folhas tenras e maduras de *Solanum nigrum*

Método:

Preparação das amostras de teste: O pó de droga em bruto (10 g) foi sucessivamente extraído com éter de petróleo, benzeno, clorofórmio e metanol por aquecimento num banho de água. Os extractos foram filtrados e concentrados a 10 ml.

Preparação da placa de TLC: Misturaram-se 100 g de sílica-gel-G com 400 ml de água destilada, triturando-os numa pasta de vidro e num almofariz até obter um creme fino. A pasta foi vertida sobre uma placa de vidro limpa e espalhada uniformemente com um aplicador, de modo a obter uma espessura de 0,25 mm. As placas foram deixadas a secar ao ar à temperatura ambiente.

Ativação das placas

As placas secas ao ar foram mantidas num forno elétrico a 110°C durante duas horas e depois armazenadas num dessecador.

Equilibração da câmara cromatográfica

A câmara de vidro foi saturada com os respectivos solventes (Tabela 17, 18). As paredes da câmara foram revestidas com uma tira de papel de filtro impregnada com o sistema de solventes, a câmara foi fechada e deixada a saturar com os vapores do solvente.

Aplicação de manchas

A linha de base foi marcada a cerca de 2 cm acima do bordo inferior. As fracções dissolvidas foram colocadas na placa TLC com o tubo capilar fino e deixadas a secar ao ar.

Desenvolvimento do cromatograma

As placas com manchas foram mantidas na câmara cromatográfica que contém o sistema de solventes. A câmara foi coberta com uma placa de vidro untada. Deixou-se o sistema solvente correr até ¾ da altura da placa TLC. As placas foram retiradas e secas ao ar após a marcação da frente de solvente.

Deteção de manchas

As placas secas ao ar foram observadas sob radiação de luz ultravioleta para procurar a ativação da fluorescência da cor e as manchas foram anotadas. O ácido vanilina-sulfúrico recentemente preparado foi utilizado como agente de deteção para a localização das manchas. As placas pulverizadas foram posteriormente aquecidas numa estufa a 100°C durante 10-15 minutos, a cor das manchas visualizadas foi anotada e os valores Rf foram calculados.

As observações foram registadas no quadro 17 e 18.

Tabela 17 : Perfil TLC de diferentes extractos de folhas maduras.

Extrato	Sistema de solventes	Número de pontos	Valores Rf	Agente de visualização
Éter de petróleo	Hexano : Tolueno :Acetato de etilo (1.4:0.2:0.3:0.1)	3	0.16,0.29, 0.58	Ácido vanilinsulfúrico
Clorofórmio	Tolueno : $CHCl_3$: Acetatos de etilo : Ácido acético (1.5:0.2:0.2:0.1)	4	0.05, 0.23, 0.40, 0.47	Ácido vanilinsulfúrico
Benzeno	Pet. Éter : Tolueno : Acetato de etilo : Ácido acético (1.1:0.4:0.4:0.1)	2	0.37,0.71	Ácido vanilinsulfúrico
Metanol	Tolueno : CHCl3 : Acetato de etilo: Ácido acético (0.9:0.6:0.4:0.1)	5	0.04,0.09, 0.15,0.35, 0.67	Ácido vanilinsulfúrico

Tabela 18 : Perfil TLC de diferentes extractos de folhas tenras.

Extrato	Sistema de solventes	Número de pontos	Valores Rf	Agente de visualização
Éter de petróleo	n-Hex : Tolueno : Acetato de etilo : Ácido acético (1.1:0.7: 0.1:0.1)	5	0.04, 0.08, 0.09, 0.13, 0.40	Ácido vanilinsulfúrico
Benzeno	Pet. Éter : Tolueno : Acetato de etilo : Ácido acético (0.2:1.4:0.3:0.1)	5	0.10, 0.13, 0.22, 0.40, 0.72	Ácido vanilinsulfúrico
Clorofórmio	Tolueno : CHCl3 : Acetatos de etilo : Ácido acético (1.1:0.7:0.1:0.1)	6	0.05, 0.09, 0.16, 0.27, 0.29, 0.54	Ácido vanilinsulfúrico
Metanol	Tolueno : CHCl3 : Acetato de etilo : Ácido acético (0.8:0.6:0.5:0.1)	7	0.03, 0.10, 0.15 0.28, 0.40, 0.49, 0.76	Vanilina ácido sulfúrico

3(iii) Perfil de impressão digital HPTLC

Estudar o perfil de impressão digital HPTLC de extractos de folhas tenras e maduras de *Solanum nigrum*

MÉTODO :-

Preparação das amostras de teste: O pó de droga em bruto (10 g) foi sucessivamente extraído com éter de petróleo, benzeno, clorofórmio e metanol por aquecimento num banho de água. Os extractos foram filtrados e concentrados a 10 ml.

Placas : Foram utilizadas folhas de alumínio pré-revestidas de 10 x 10 cm com sílica gel 60, F-254 de 0,2 mm de espessura para a aplicação das manchas.

Aplicação da amostra: Aplicação de bandas de extractos (6 mm de comprimento) utilizando a técnica de pulverização. As amostras foram aplicadas com a ajuda do aplicador Linnomat 5 ligado ao sistema HPTLC, que foi programado através do software Win CATS, instalado com o aparelho.

Desenvolvimento do cromatograma : Após a aplicação das manchas, o cromatograma foi desenvolvido numa câmara Twin-Trough de 20 x 10 cm utilizando diferentes sistemas de solventes, tal como indicado na tabela para diferentes extractos.

Deteção de manchas

As placas secas ao ar foram observadas sob radiação de luz ultravioleta para verificar a ativação da fluorescência da cor e as manchas foram analisadas através do densitómetro. O reagente de pulverização de vanilina-ácido sulfúrico recentemente preparado foi utilizado como agente de deteção para a localização das manchas. As placas pulverizadas foram posteriormente aquecidas numa estufa a 100°C durante 10-15 minutos. Os valores Rf das diferentes manchas foram registados pelo software Win CATS.

As observações foram registadas no quadro 19,20

Quadro 19: Perfil de impressão digital HPTLC de diferentes extractos de folhas maduras

Extrato	Sistema de solventes	Número de pontos	Valores Rf	Agente de visualização
Éter de petróleo	Hexano : Tolueno :Acetato de etilo (1.4:0.2:0.3:0.1)	6	0.16,0.25,0.29,0.52,0.58,0.95.	Ácido vanilinsulfúrico
Clorofórmio	Tolueno : CHCl3 : Acetatos de etilo : Ácido acético (1.5:0.2:0.2:0.1)	9	0.05,0.12,0.17,0.23,0.28,0.35,0.40,0.47,0.5 5.	Ácido vanilinsulfúrico
Benzeno	Pet. Éter : Tolueno : Acetato de etilo : Ácido acético (1.1:0.4:0.4:0.1)	5	0.02,0.37,0.62,0.71,0.81.	Ácido vanilinsulfúrico
Metanol	Tolueno : CHCl3 : Etilacetato : Ácido acético (0.9:0.6:0.4:0.1)	15	0.04,0.06,0.09,0.15,0.21,0.29,0.35,0.41,0.49,0.56,0.67,0.76,0.84,0.91,1.00.	Ácido vanilinsulfúrico

Quadro 20: Perfil de impressão digital HPTLC de diferentes extractos de folhas tenras

Extrato	Sistema de solventes	Número de pontos	Valores Rf	Agente de visualização
Éter de petróleo	Hexano : Tolueno : Acetato de etilo : Ácido acético (1.1:0.7: 0.1:0.1)	10	0.04,0.08,0.11,0.13,0.24,0.27,0.32,0.40,0.49,0.91.	Ácido vanilinsulfúrico
Benzeno	Pet. Éter : Tolueno : Acetato de etilo : Ácido acético (0.2:1.4:0.3:0.1)	13	0.10,0.13,0.16,0.22,0.33,0.40,0.48,0.53,0.58,0.63,0.72,0.83,0.99.	Ácido vanilinsulfúrico
Clorofórmio	Tolueno : CHCl3 : Acetatos de etilo :	12	0.05,0.09,0.12,0.16,0.21,0.27,0.29,0.38,0.4	Ácido vanilinsulfúrico

	Ácido acético (1.1:0.7:0.1:0.1)		8,0.54,0.58,0.73.	
Metanol	Tolueno : CHCl3 : Acetato de etilo : Ácido acético (0.8:0.6:0.5:0.1)	19	0.03,0.06,0.10,0.15,0.23,0.28,0.35,0.40,0.44,0.46,0.49,0.58,0.66,0.69,0.76,0.88,0.89,0.93,0.98.	Ácido vanilinsulfúrico

Fig. 6 **HPTLC Plates of Petroleum ether extract of *S. nigrum* (Mature leaves)**

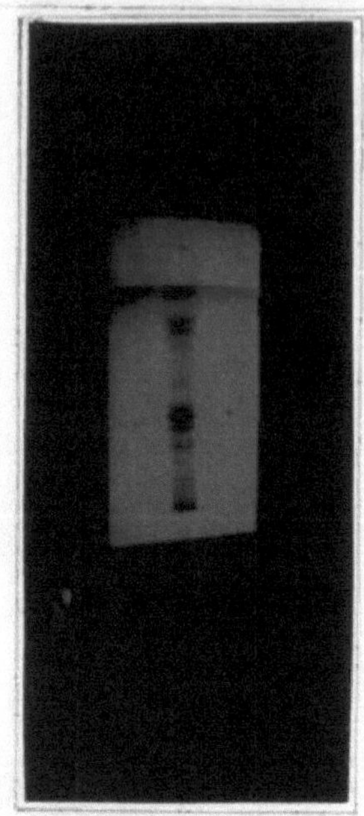

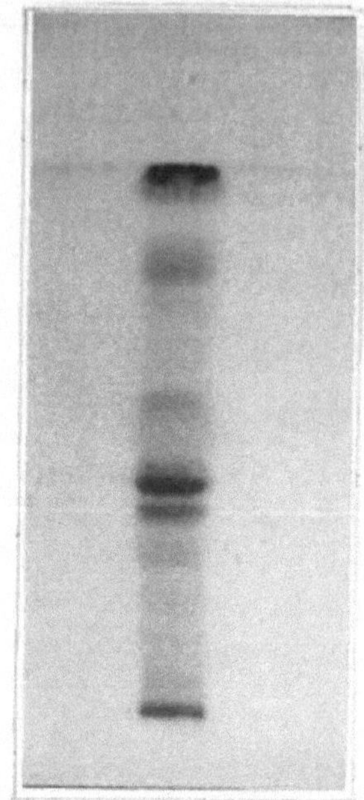

With Vanillin in Sulphuric Acid

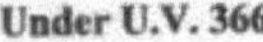

Under U.V. 366

Table 21 **HPTLC profile of Petroleum ether extract of *S. nigrum* (mature leaves).**

Peak	Start Rf	Start Height	Max Rf	Max Height	Max %	End Rf	End Height	Area	Area %
1	0.13	0.0	0.14	231.5	12.24	0.16	0.0	1702.8	6.03
2	0.23	0.0	0.24	115.5	6.11	0.25	0.0	592.4	2.10
3	0.26	0.0	0.28	94.5	5.00	0.29	0.0	429.0	1.52
4	0.49	39.0	0.51	565.1	29.88	0.52	46.0	7375.6	26.10
5	0.53	57.0	0.54	783.2	41.41	0.58	312.6	16927.1	59.90
6	0.92	7.6	0.93	101.6	5.37	0.95	6.5	1233.4	4.36

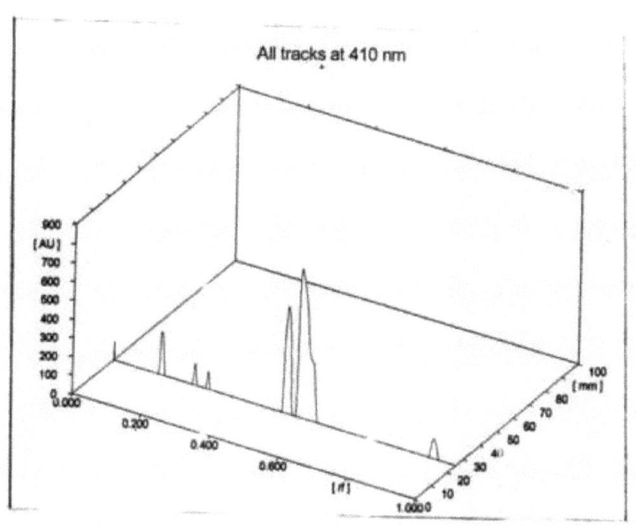

Fig. 7 **HPTLC tracing of Petroleum ether extract of *S. nigrum* (mature leaves) under U.V. 410 nm**

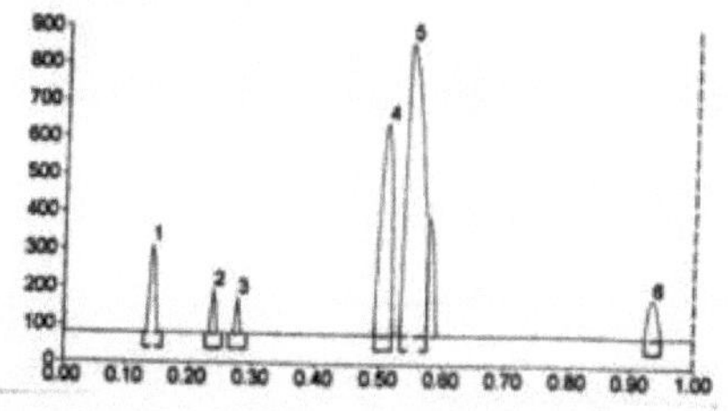

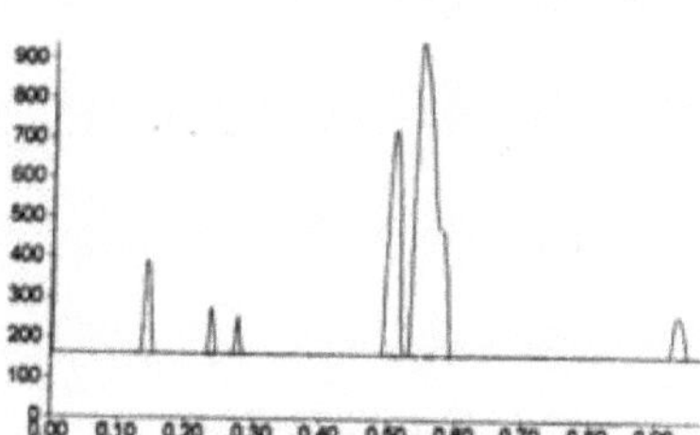

Fig. 8 **HPTLC Plates of Petroleum ether extract of *S. nigrum* (Tender leaves)**

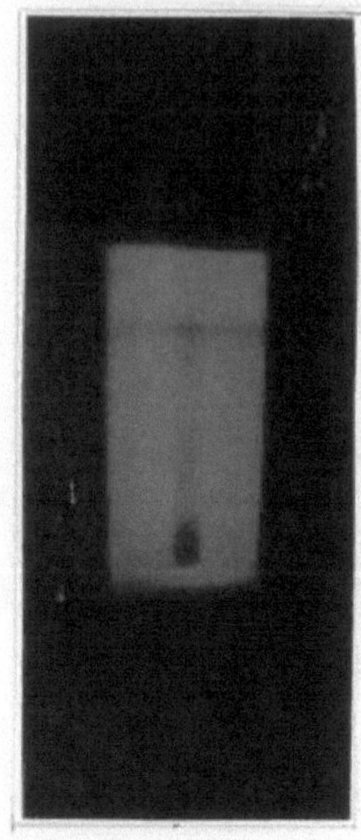

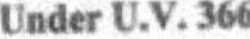

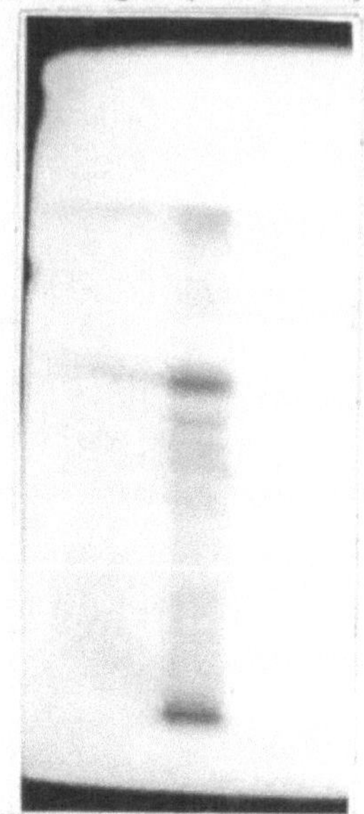

Under U.V. 366

With Vanillin in Sulphuric Acid

Table 22 **HPTLC profile of Petroleum ether extract of *S. nigrum* (tender leaves)**

Peak	Start Rf	Start Height	Max Rf	Max Height	Max %	End Rf	End Height	Area	Area %
1	0.01	706.4	0.01	870.8	25.53	0.04	557.3	17970.6	24.02
2	0.04	557.3	0.06	597.0	17.51	0.08	345.9	11458.7	15.31
3	0.08	345.9	0.09	616.2	18.07	0.11	356.7	10158.2	13.58
4	0.11	356.7	0.11	394.2	11.56	0.13	250.0	5750.3	7.69
5	0.13	250.0	0.16	492.3	14.44	0.24	14.2	16804.3	22.46
6	0.24	8.5	0.25	14.8	0.43	0.27	0.4	153.8	0.21
7	0.28	0.1	0.31	15.5	0.45	0.32	10.2	250.5	0.33
8	0.32	10.2	0.37	109.2	3.20	0.40	0.8	3310.3	4.42
9	0.43	0.9	0.46	168.7	4.95	0.49	1.7	3684.2	4.92
10	0.82	1.0	0.87	131.8	3.86	0.91	0.4	5279.3	7.06

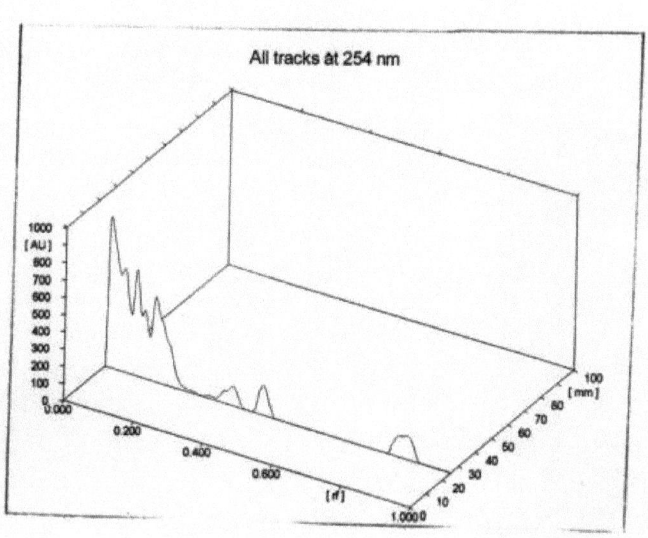

Fig. 9 **HPTLC tracing of Petroleum ether extract of *S. nigrum* (tender leaves) under U.V. 254 nm**

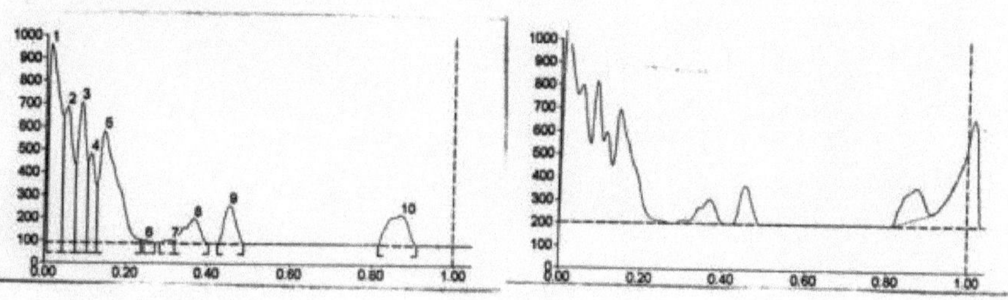

Fig. 10 **HPTLC Plates of Benzene extract of *S. nigrum* (Mature leaves)**

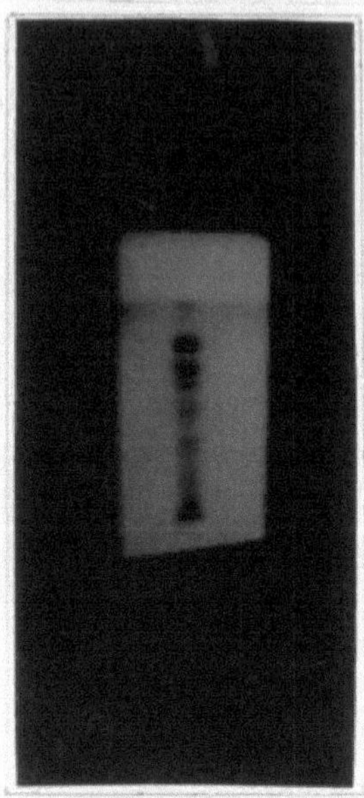

Under U.V. 366

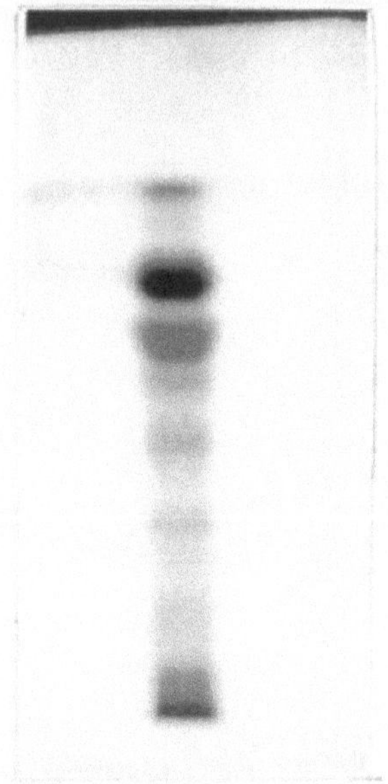

With Vanillin in Sulphuric Acid

Table 23 **HPTLC profile of Benzene extract of *S. nigrum* (mature leaves)**

Peak	Start Rf	Start Height	Max Rf	Max Height	Max %	End Rf	End Height	Area	Area %
1	0.01	257.8	0.01	261.1	11.50	0.02	5.4	1521.3	3.06
2	0.33	21.8	0.35	573.4	25.26	0.37	22.8	10112.2	20.36
3	0.58	0.0	0.60	91.3	4.02	0.62	0.0	649.0	1.31
4	0.64	55.3	0.65	697.7	30.73	0.71	17.8	21981.2	44.25
5	0.76	51.2	0.77	646.8	28.49	0.81	10.0	15410.9	31.02

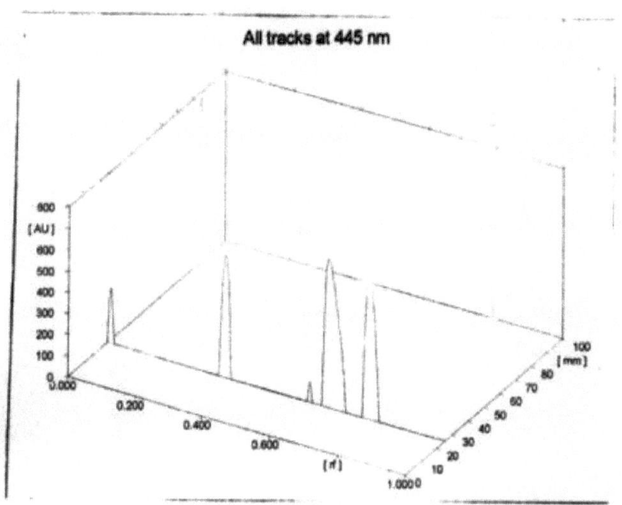

Fig. 11 **HPTLC tracing of Benzene extract of *S. nigrum* (mature leaves) under U.V. 445 nm**

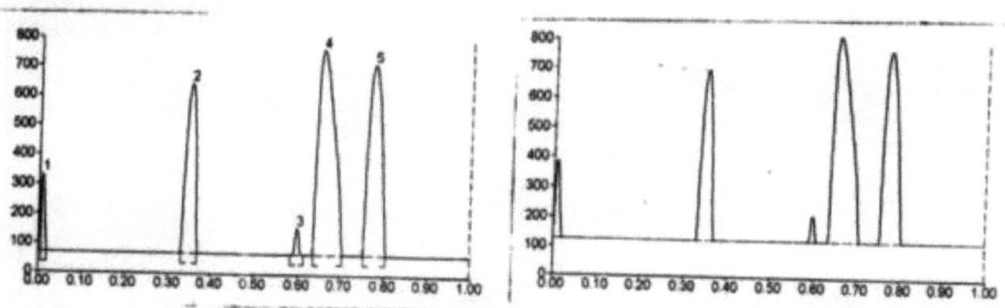

Fig. 12 **HPTLC Plates of Benzene extract of *S. nigrum* (Tender leaves)**

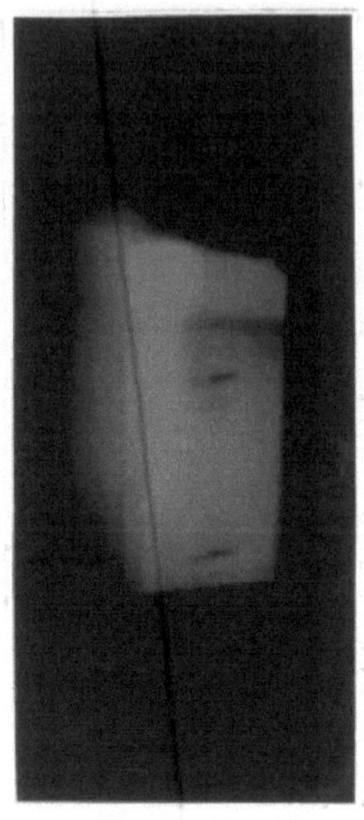

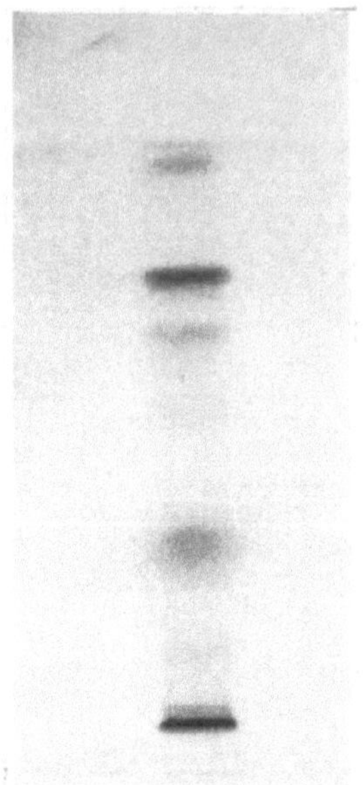

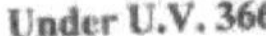

Under U.V. 366

With Vanillin in Sulphuric Acid

Table 24 **HPTLC profile of Benzene extract of *S. nigrum* (tender leaves)**

Peak	Start Rf	Start Height	Max Rf	Max Height	Max %	End Rf	End Height	Area	Area %
1	0.01	326.8	0.03	775.9	17.18	0.10	228.6	32069.2	22.07
2	0.10	228.6	0.12	297.4	6.59	0.13	238.7	7372.8	5.07
3	0.13	238.7	0.15	258.0	5.71	0.16	228.3	4660.8	3.21
4	0.16	228.3	0.18	385.5	8.53	0.22	58.4	9921.6	6.83
5	0.22	58.4	0.27	170.9	3.78	0.33	10.1	6767.3	4.66
6	0.33	10.1	0.37	91.2	2.02	0.40	14.4	2597.6	1.79
7	0.40	14.4	0.44	292.7	6.48	0.48	167.8	10906.1	7.50
8	0.48	167.8	0.51	258.4	5.72	0.53	223.4	7844.5	5.40
9	0.53	223.4	0.56	444.4	9.84	0.58	258.7	11185.6	7.70
10	0.58	258.7	0.60	458.1	10.14	0.63	161.0	11707.6	8.06
11	0.63	161.0	0.67	873.6	19.34	0.72	5.0	34221.8	23.55
12	0.80	0.0	0.81	20.8	0.46	0.83	1.0	220.7	0.15
13	0.91	3.2	0.96	189.6	4.20	0.99	3.1	5857.2	4.03

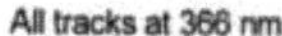

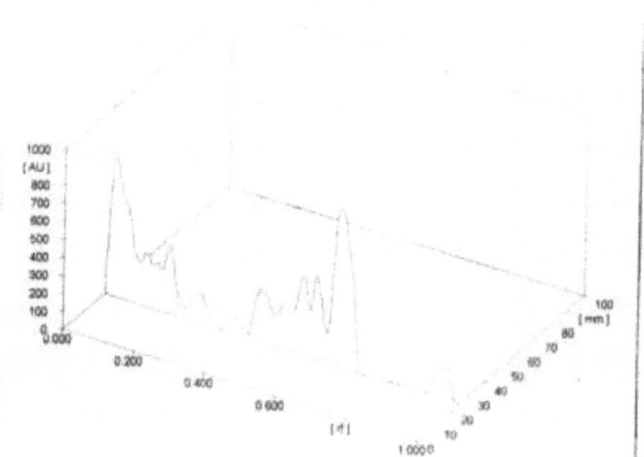

Fig. 13 HPTLC tracing of Benzene extract of *S. nigrum* (tender leaves) under U.V. 366 nm

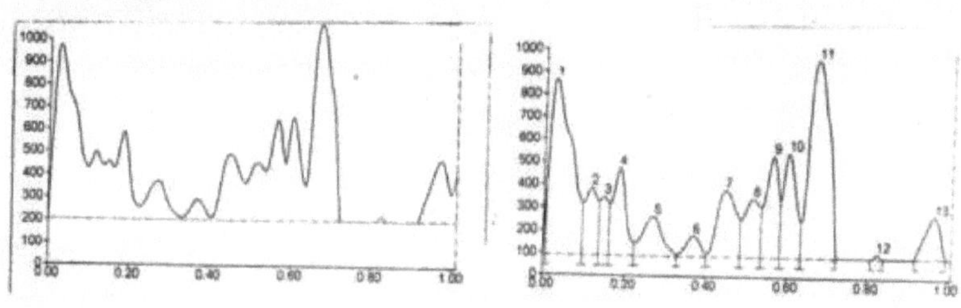

Fig. 14 **HPTLC Plates of Chloroform extract of *S. nigrum* (Mature leaves)**

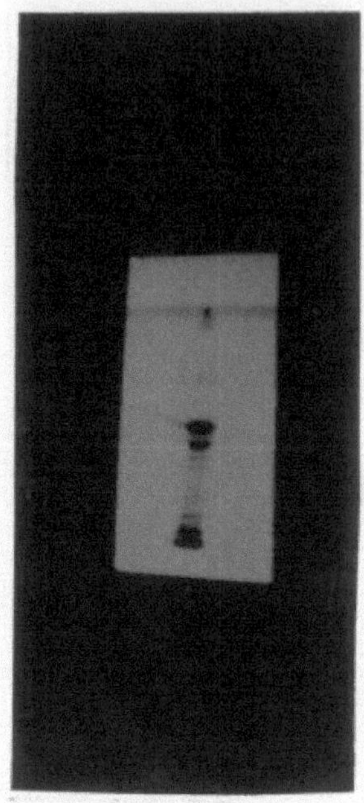

Under U.V. 366

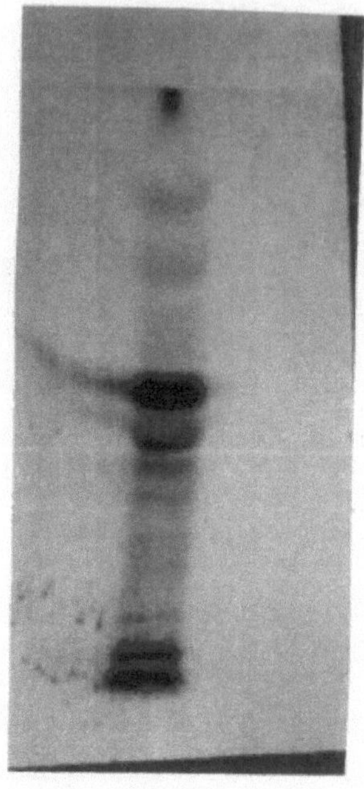

With Vanillin in Sulphuric Acid

Table 25 **HPTLC profile of Chloroform extract of *S. nigrum* (mature leaves)**

Peak	Start Rf	Start Height	Max Rf	Max Height	Max %	End Rf	End Height	Area	Area %
1	0.01	473.1	0.03	808.4	19.22	0.05	583.6	25441.7	19.41
2	0.05	583.6	0.07	797.7	18.97	0.12	187.8	24982.8	19.06
3	0.12	187.8	0.14	492.8	11.72	0.17	17.3	8568.4	6.54
4	0.18	28.5	0.22	110.0	2.62	0.23	20.9	2933.1	2.24
5	0.23	20.9	0.27	134.8	3.20	0.28	5.8	3542.9	2.70
6	0.33	5.8	0.34	70.4	1.67	0.35	12.3	841.2	0.64
7	0.35	12.3	0.38	346.8	8.25	0.40	6.7	7482.8	5.71
8	0.40	6.7	0.43	546.3	12.99	0.47	311.4	18381.0	14.02
9	0.47	311.4	0.51	898.5	21.38	0.55	18.5	38934.2	29.70

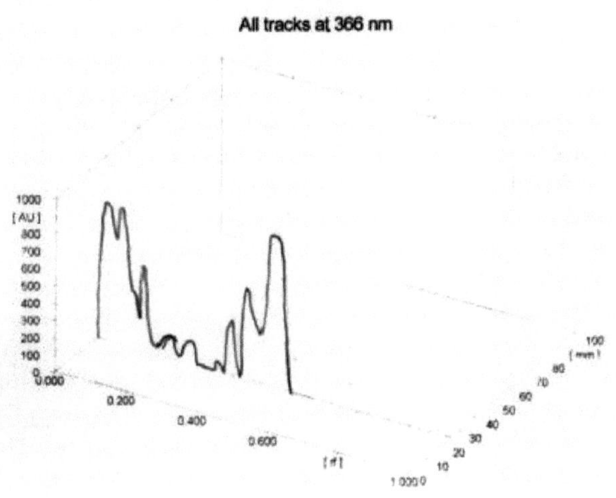

Fig. 15 **HPTLC tracing of Chloroform extract of *S. nigrum* (mature leaves) under U.V. 366 nm**

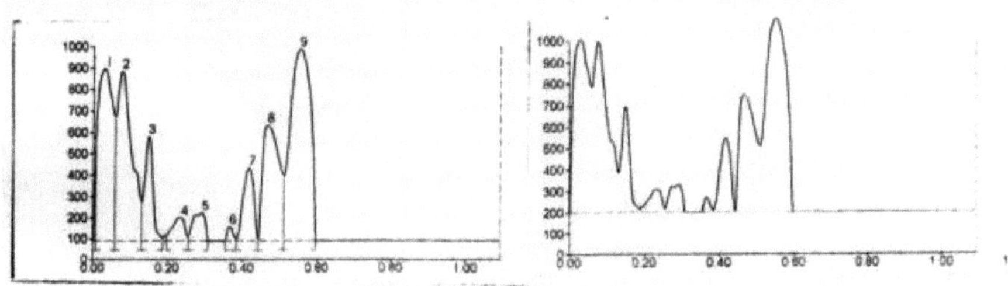

Fig. 16 HPTLC Plates of Chloroform extract of *S. nigrum* (Tender leaves)

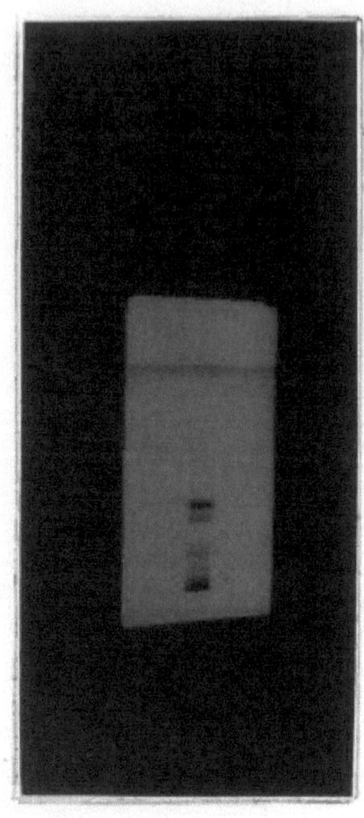

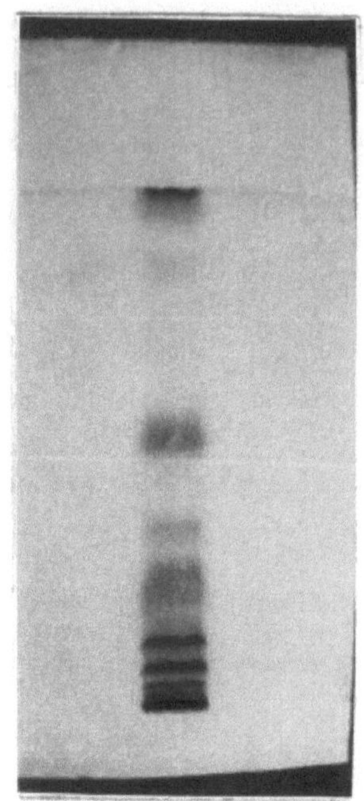

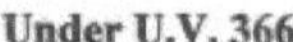

Under U.V. 366

With Vanillin in Sulphuric Acid

Table 26 HPTLC profile of Chloroform extract of *S. nigrum* (tender leaves

Peak	Start Rf	Start Height	Max Rf	Max Height	Max %	End Rf	End Height	Area	Area %
1	0.00	11.2	0.03	771.9	16.89	0.05	602.1	17964.6	13.84
2	0.05	602.1	0.06	633.4	13.86	0.09	274.1	14853.5	11.44
3	0.09	274.1	0.10	302.4	6.61	0.12	221.6	5860.7	4.51
4	0.12	221.6	0.13	226.5	4.95	0.16	213.0	5505.6	4.24
5	0.16	213.0	0.19	421.3	9.22	0.21	320.2	12085.4	9.31
6	0.21	320.2	0.23	326.8	7.15	0.27	61.0	9013.5	6.94
7	0.27	61.0	0.27	69.2	1.51	0.29	49.2	1067.3	0.82
8	0.30	49.3	0.35	529.2	11.58	0.38	341.3	14985.5	11.54
9	0.38	341.3	0.41	794.6	17.38	0.48	88.4	33896.6	26.11
10	0.48	88.4	0.49	95.6	2.09	0.54	45.6	2802.5	2.16
11	0.54	45.6	0.56	105.3	2.30	0.58	71.3	2604.3	2.01
12	0.59	71.4	0.63	295.2	6.46	0.73	5.4	9168.2	7.06

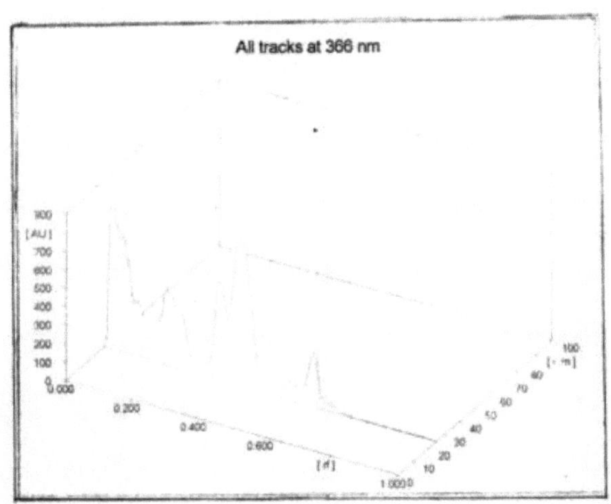

Fig. 17 **HPTLC tracing of Chloroform extract of *S. nigrum* (tender leaves) under U.V. 366 nm**

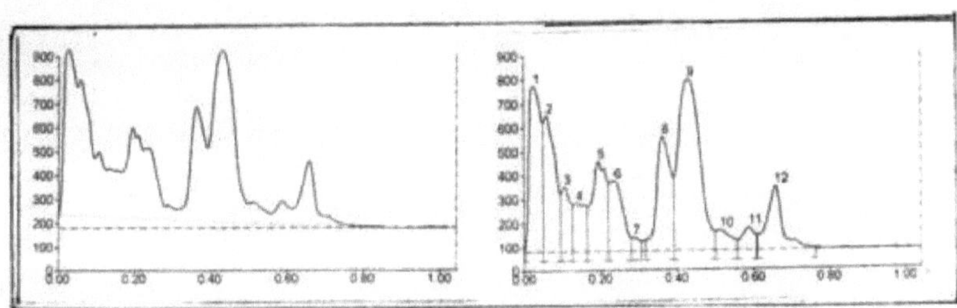

Fig. 18 **HPTLC Plates of Methanolic extract of *S. nigrum* (Mature leaves)**

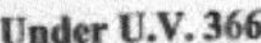

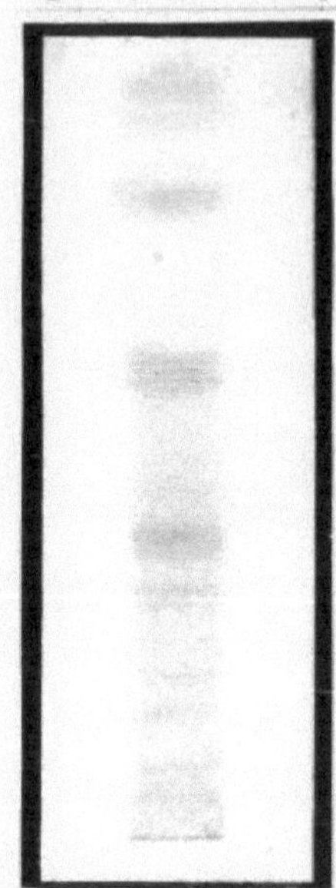

Under U.V. 366

With Vanillin in Sulphuric Acid

Table 27 **HPTLC profile of Methanolic extract of *S. nigrum* (mature leaves)**

Peak	Start Rf	Start Height	Max Rf	Max Height	Max %	End Rf	End Height	Area	Area %
1	0.00	0.7	0.02	700.9	18.61	0.04	221.9	32885.7	8.32
2	0.04	221.9	0.04	227.8	6.05	0.06	151.3	13871.7	3.51
3	0.06	151.3	0.07	161.3	4.28	0.09	140.7	11676.7	2.95
4	0.13	115.0	0.14	117.3	3.11	0.15	105.8	6630.3	1.68
5	0.15	105.8	0.18	158.4	4.21	0.21	87.4	18664.2	4.72
6	0.27	86.4	0.28	100.8	2.68	0.29	81.1	5430.5	1.37
7	0.31	92.5	0.33	134.4	3.57	0.35	102.3	15050.4	3.81
8	0.36	107.4	0.39	137.2	3.64	0.41	108.1	16127.9	4.08
9	0.41	108.3	0.45	325.1	8.63	0.49	123.9	44914.7	11.36
10	0.52	165.8	0.55	271.3	7.20	0.56	210.5	29787.2	7.53
11	0.56	210.5	0.60	430.0	11.42	0.67	69.7	69998.2	17.71
12	0.68	77.3	0.72	260.0	6.90	0.76	118.2	41918.4	10.60
13	0.76	118.2	0.80	275.1	7.30	0.84	60.9	36986.3	9.36
14	0.86	55.5	0.90	218.4	5.80	0.91	174.7	21448.4	5.43
15	0.91	174.7	0.93	248.8	6.60	1.00	0.4	29951.7	7.58

Fig. 20 **HPTLC Plates of Methanolic extract of *S. nigrum* (Tender leaves)**

Under U.V. 366

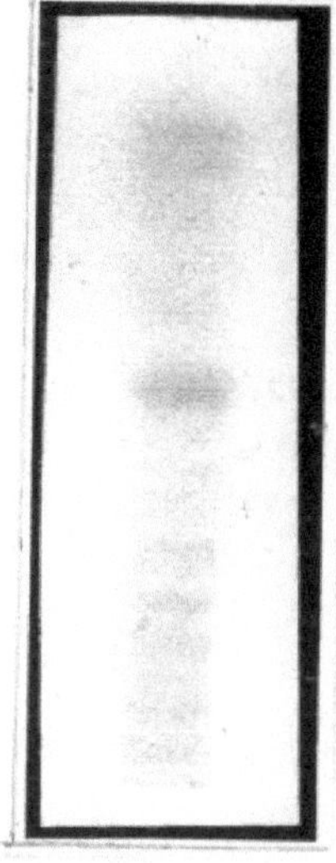

With Vanillin in Sulphuric Acid

Table 28 **HPTLC profile of Methanolic extract of *S. nigrum* (tender leaves)**

Peak	Start Rf	Start Height	Max Rf	Max Height	Max %	End Rf	End Height	Area	Area %
1	0.00	4.5	0.01	536.7	18.29	0.03	99.2	17262.7	7.18
2	0.03	99.2	0.04	113.3	3.86	0.06	81.9	8254.2	3.43
3	0.07	84.6	0.09	122.9	4.19	0.10	82.9	8812.9	3.67
4	0.11	88.7	0.13	154.1	5.25	0.15	67.7	13142.3	5.47
5	0.18	67.5	0.21	205.4	7.00	0.23	84.7	18212.5	7.57
6	0.23	84.7	0.26	261.7	8.92	0.28	73.7	24315.3	10.11
7	0.28	73.7	0.32	192.2	6.55	0.35	89.2	23061.7	9.59
8	0.38	72.8	0.40	92.3	3.15	0.40	89.8	4275.7	1.78
9	0.42	88.0	0.43	98.1	3.34	0.44	80.3	4455.7	1.85
10	0.44	84.8	0.46	100.5	3.42	0.46	98.4	4993.0	2.08
11	0.47	97.1	0.47	99.9	3.41	0.49	86.6	5812.4	2.42
12	0.49	86.2	0.53	260.5	8.88	0.58	41.7	33038.8	13.74
13	0.60	39.4	0.63	103.2	3.52	0.66	49.4	11540.0	4.80
14	0.66	51.7	0.68	73.6	2.51	0.69	71.4	5340.5	2.22
15	0.73	60.8	0.75	91.6	3.12	0.76	84.6	8694.7	3.62
16	0.77	87.5	0.83	230.3	7.85	0.86	126.5	36352.4	15.12
17	0.86	126.5	0.86	127.1	4.33	0.89	57.2	9941.5	4.13
18	0.91	54.0	0.91	54.6	1.86	0.93	37.3	2446.6	1.02
19	0.97	16.7	0.97	16.9	0.58	0.98	0.9	504.3	0.21

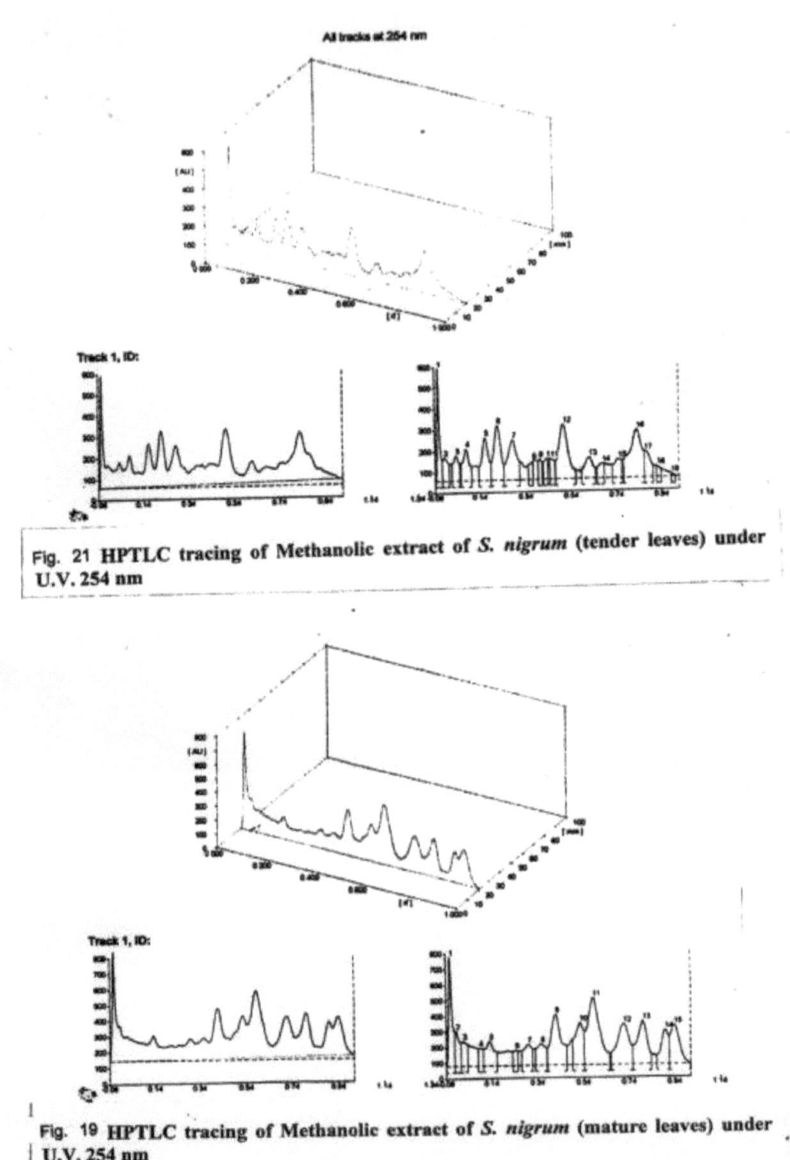

Fig. 21 **HPTLC tracing of Methanolic extract of *S. nigrum* (tender leaves) under U.V. 254 nm**

Fig. 19 **HPTLC tracing of Methanolic extract of *S. nigrum* (mature leaves) under U.V. 254 nm**

EXPERIMENTAÇÃO 4

Extração, isolamento e caraterização dos constituintes químicos das folhas maduras de *Solanum nigrum*

Materiais e métodos

Aparelhos, produtos químicos e instrumentos

1. Todos os produtos químicos e reagentes foram obtidos da S.D. Fine Chemicals e eram de grau analítico (AR).

2. O sulfato de sódio foi utilizado como agente de secagem para vários solventes utilizados no funcionamento da coluna.

3. Todas as pesagens foram efectuadas numa balança Single Pan Metlier.

4. Os pontos de fusão foram determinados num aparelho de fusão Perfit.

5. Os espectros ultravioleta foram registados no espetrofotómetro Lambda Bio 20 em metanol.

6. Os espectros de infravermelhos foram registados no espetrofotómetro Bio-Red FTIR utilizando pastilhas de K Br; os valores de v^{-max} são dados em cm^{-1} .

7. ^{1}Os espectros de HNMR foram analisados no instrumento Advance DRY 400, Bruker spectrospin 400 MHZ, utilizando DMSO como solvente e TMS como padrão interno. Os valores de desvio químico são apresentados numa escala de (ppm) e as constantes de acoplamento (J) em Hz. As notações utilizadas são s=singlet, d=doublet, dd=double doublet, t=triplet, m=multiplet e brs=unresolved broad singlet.

8. ^{13}Os espectros de CNMR foram registados no Brucker Spectrospin 100 MHz em tubos de rotação de 5 mm a 27°C.

9. Os espectros de massa foram analisados por ionização FAB a 70 eV num instrumento JEOL-JMS-DX 303 equipado com um sistema de prova de entrada direta. Os valores m/z dos picos mais intensos foram mencionados e os números entre parêntesis associados a cada valor m/z indicam as intensidades relativas em relação ao pico de base.

Extração

As folhas maduras secas (1 kg) foram trituradas grosseiramente e extraídas exaustivamente com metanol. O extrato combinado foi então tratado com uma solução de acetato de chumbo a 10 % para remover a matéria resinosa e a clorofila. O extrato acima tratado foi então concentrado em banho-maria e seco sob pressão reduzida para obter 310 g (36,47% de rendimento) de massa castanha escura.

Preparação da lama

O extrato concentrado da droga foi colocado numa cápsula e aquecido continuamente num banho de água, adicionando gradualmente metanol em pequenas porções com agitação constante, até se obter a consistência desejada. Em seguida, adicionou-se sílica gel (para coluna) (quantidade em peso) lentamente, misturando continuamente com uma espátula de aço até se obter a consistência desejada da mistura. Secou-se ao ar, quebraram-se os grumos maiores e passou-se por um peneiro (n.º 8) para obter um tamanho de partícula uniforme.

Embalagem da coluna

Pegou-se numa coluna de 5,0 pés de comprimento e 16 mm de diâmetro interno, limpou-se corretamente e secou-se. A extremidade inferior da coluna foi tapada com algodão absorvente. A coluna foi fixada e colocada em posição vertical num suporte. A coluna foi então enchida até meio com éter de petróleo (b.p. 60-80°C). De seguida, verteu-se sílica-gel (para a coluna) em pequenas porções e deixou-se assentar suavemente até se obter o comprimento necessário da coluna. A pasta de sílica-gel seca, contendo o fármaco, foi vertida na coluna e depois eluída sucessivamente com diferentes solventes, por ordem crescente de polaridade. O desenvolvimento e a eluição da coluna foram efectuados com séries sucessivas de diferentes solventes em várias combinações, tais como éter de petróleo, petróleo: clorofórmio, clorofórmio, clorofórmio: metanol.

Homogeneidade das fracções

As fracções recolhidas foram submetidas a cromatografia em camada fina (TLC) para verificar a homogeneidade das várias fracções. As fracções cromatograficamente idênticas (com os mesmos valores Rf) foram combinadas e concentradas. Em seguida, foram cristalizadas com um sistema de solventes adequado.

Os seguintes compostos foram isolados do extrato de *Solanum nigrum:*

SN 1: A eluição da coluna com éter de petróleo: clorofórmio (80: 20) forneceu cristais incolores de SN-1, recristalizados a partir de clorofórmio: metanol (1:1), 197 mg (0,19 % de rendimento)

Rf : 0,72 (éter de petróleo : tolueno, 0,8 :0,2)

m.p. : 74-76 C°

IRvmax **(K Br):** 2915, 2848, 1726, 1640, 1250, 790 cm^{-1}

^{1}**H NMR** (DMSO-d6) **:** δ 3.12 (1H, brs, OCH2), 2.50 (2H, brs, COCH2), 2.18 (2H, m, CH2), 1.51 (2H, m, CH2), 1.29 (18H, brs, 9×CH2), 0.87 (3H, t, J=6.1Hz, Me-1), 0.85 (3H, t, J=6.2 Hz, Me).

SN 2 : A eluição da coluna com éter de petróleo : clorofórmio (90 :10) forneceu cristais amorfos alaranjados de SN-2, recristalizados a partir de metanol 33mg (0,002 % de rendimento).

Rf : 0,60 (n-Hexano: éter de petróleo, 1:1)

m.p. : 60-62oC

IRvmax **(K Br):** 2918, 2849, 1726, 1550, 1138, 1014, 792 cm^{-1}

^{1}**H NMR** (DMSO-d6)**:** δ 3,16 (2H, brs, OCH3), 2,50 (2H, brs, COCH2), 2,07 (2H,brs, CH2), 1,38 (8H, brs, 4×CH2), 1,26 (32 H,brs, 16×CH2), 0,86 (3H, t, J=6,1 Hz, Me), 0,83 (3H, , t, J=6,0 Hz, Me).

SN-3: A eluição da coluna com clorofórmio:metanol (97:3) forneceu cristais incolores de SN-3, recristalizados a partir de metanol, 383,6 mg, (0,1237 % de rendimento).

Rf : 0,73 (clorofórmio: acetato de etilo: metanol, 8:1:1)

m.p. : 180-182oC

IRvmax **(K Br) :** 3377, 2878, 2627, 1358, 1186, 1048, 986 cm^{-1}

^{1}**H NMR** (DMSO-d6) **:** δ 3,76 (1H, m, CH2-2), 3,43 (1H, d, J=9,33 Hz, H2-1'a), 3,36 (1H, d,

J=9,33 Hz, H2-2'b), 3,18 (1H, d, J=7,11 Hz, H2-3a), 3,15 (1H, d, J=7,11 Hz, H2-3b)

SN-4 : A eluição da coluna com éter de petróleo: clorofórmio (1:1) forneceu cristais incolores de SN-4, recristalização a partir de acetona: metanol (1:1), campo de 0,002mg (0,004%).

Rf: 0,62 (éter de petróleo: touleno: clorofórmio:: 8:1:1)

m.p. : 80-82 C^{o}

UV λ_{max} : 225nm(log ε 6.1)

IRvmax **(K Br) :** 3303,1620,1535,1458,1318,1256,1199,1042,987,866,763 cm^{-1}

^{1}HNMR: δ 6,97(3H,brs,H-2,H-4,H-6) 4,21(4H,m,2 x OCH_2),1,28 (6H,m,2 X CH_3)

^{13} C NMR (DMSO-d6) : δ 165,81(C-1),145,52 (C-3),119,63 (C-4),138,32 (C- 5),108,49 (C-2,C-6), 59,95 (OCH_2),14,21(2 X CH3)

EMIS m/z : 182[M]$^{+}$ ($C_{10}H_{14}O_3$)

SN- 5

A eluição do composto com clorofórmio deu origem a cristais incolores de SN-5 recristalizados a partir de metanol, com 33 mg (0,002%) de rendimento

Rf : 0,43($CHCl_3$:EtOAc::9,5:0,5)

m.p: 138-140oC

UV λ_{max} (MeOH): 229 nm

IRvmax **(K Br)** : 2938,2861,1736,1640,1463,1380,1063,959,802,785 cm^{-1}

^{1}HNMR: δ 5.27(1H,d,J =5.5 Hz,H-6) 4.29 (1H, brs, w1/2,16.5 Hz,H-3α) 2.50 (3H,brs $COCH_3$) 1.26 (3H, brs, Me-19), 0.96 (3 H, d, J=6.5 Hz, Me-21) 0.93 (3 H, d, J = 6.1 Hz, Me- 29) 0.84 (3H, d, J = 5.9 Hz, Me-26), 0.83 (3H, d, J = 6.0 Hz, Me - 27), 0.67 (3 H, brs, Me-18)

SN-6 :

Eluição da coluna com clorofórmio : metanol (9:1), a fração (200-225) forneceu cristais incolores de SN-6, recristalizados a partir de metanol, com um rendimento de

0,003 %.

Rf : 0,62 (clorofórmio : metanol, 1:1)

m.p. : 120-122oC

UV $_{\lambda max}$: 203 nm (log ε 1,7)

IRvmax **(K Br) :** 3423,2922,2853,1640,1460,1310,1022 cm^{-1}

^{1}**H NMR** (DMSO-d6) **:** δ 5.29 (2H, brs, H2-29), 3.45 (1H, dd, J=5.1,5.25 Hz, H-3β), 1.50 (3H, brs, Me-30), 0.95 (3H, brs, Me-25), 0.78 (3H, brs, Me-23), 0,76 (3H, brs, Me-28), 0,74 (3H, brs, Me-26),0,63 (3H, brs, Me-27), 0,62 (3H, brs, Me-24)

SN 7 :

A eluição da coluna com éter de petróleo : clorofórmio (25:75) forneceu cristais brancos de SN-7, recristalizados a partir de acetona : metanol (1:1), 383,6 mg (0,123 % de rendimento)

Rf : 0,72 (Éter de petróleo : Tolueno :Clorofórmio, 2:2:6)

m.p. : 140-142 C^{o}

UV $_{\lambda max}$ **:** 208 nm (log ε 4,2)

IRvmax **(K Br) :** 2955, 2882, 1710, 1630, 1470, 1380, 1260 cm^{-1}

^{1}**H NMR** (DMSO-d6) **: δ** 5.89 (1H, d, J=7.2 Hz, H-1), 5.85 (1H, d, J=7.2 Hz, H-2), 5.30 (1H, d, J=5.1 Hz, H-6), 5.28 (1H, d, J=5.2 Hz, H-22), 1.82 (3H, brs, Me-21), 1.05 (3H, brs, Me-28), 1.05 (3H, brs, Me-30), 0.97 (3H, d, J=4.5 Hz Me-26), 0.96 (6H,brs,Me-19,Me-28), 0.88 (3H, d, J=6.3 Hz Me-27), 0.60 (3H, brs, Me-18)

^{13} **C NMR** (DMSO-d6) **: δ** 127.25 (C-1), 168.96 (C-2), 215.00 (C-3), 50.75 (C-4), 141.77 (C-5),126.25 (C-6), 34.42 (C-7), 43.05 (C-8), 47.67 (C-9), 38.95 (C-10), 37.62 (C-11), 35.48 (C-12), 35.26(C-13), (C-14), 27.17 (C-15), 27.68 (C-16),

50.75 (C-17), 12.33 (C-18), 23.89 (C-19), 145.52 (C-20), 24.42 (C-21),117.36 (C-22),33.11 (C-23), 33.63 (C-24), 47.10 (C-25),17.76 (C-26), 18.01 (C-27), 21.11 (C-28), 21.59 (C-29), 20.63 (C-30).

Fig. 22 Structure of Compound isolated From **Solanum nigrum**

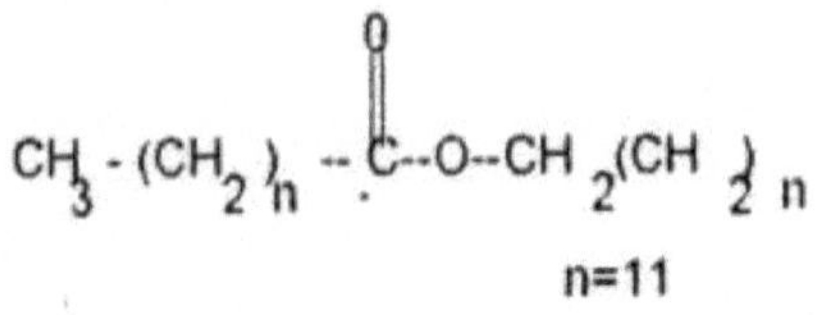

$$CH_3-(CH_2)_n--\overset{O}{\overset{\|}{C}}--O--CH_2(CH_2)_n$$

n=11

Aliphatic ester (SN -1)

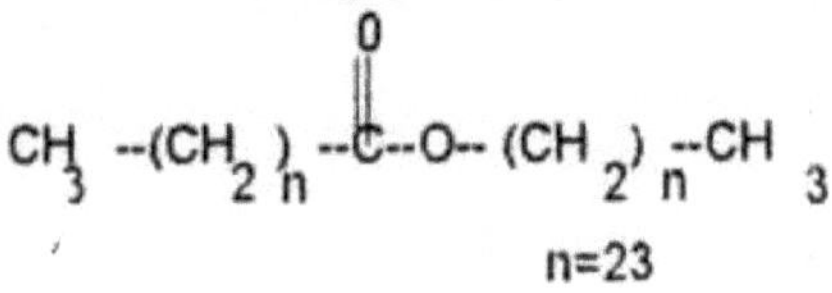

$$CH_3--(CH_2)_n--\overset{O}{\overset{\|}{C}}--O--(CH_2)_n--CH_3$$

n=23

Aliphatic ester (SN -2)

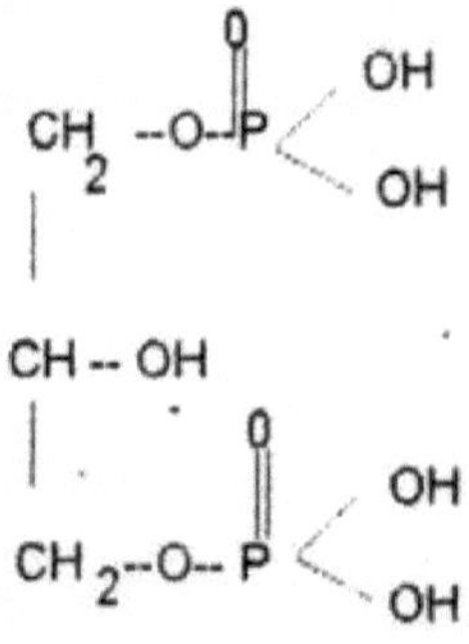

$$\begin{array}{l} CH_2--O--\overset{O}{\overset{\|}{P}}(OH)_2 \\ | \\ CH--OH \\ | \\ CH_2--O--\overset{O}{\overset{\|}{P}}(OH)_2 \end{array}$$

Glyceryl-1,3-diphosphate (SN - 3)

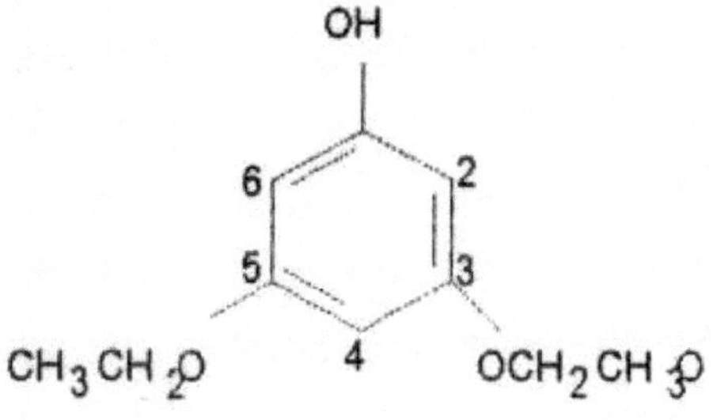

1 - Hydroxy - 3,5 - diethyoxybenzene (SN - 4)

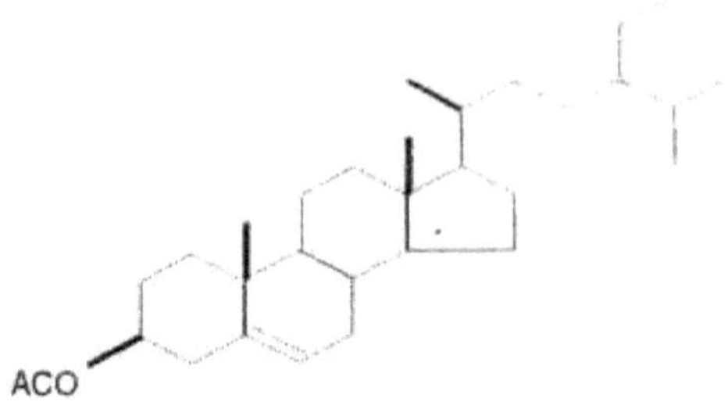

β - Sitosterolacetate (SN - 5)

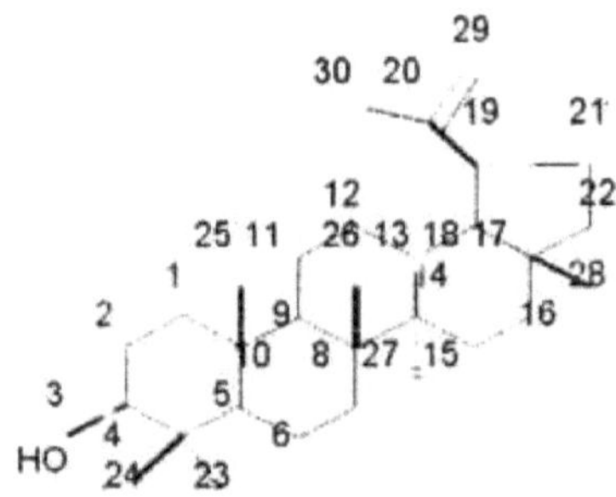

Lup - 20 - (29) -eh - 3β-ol (SN -6)

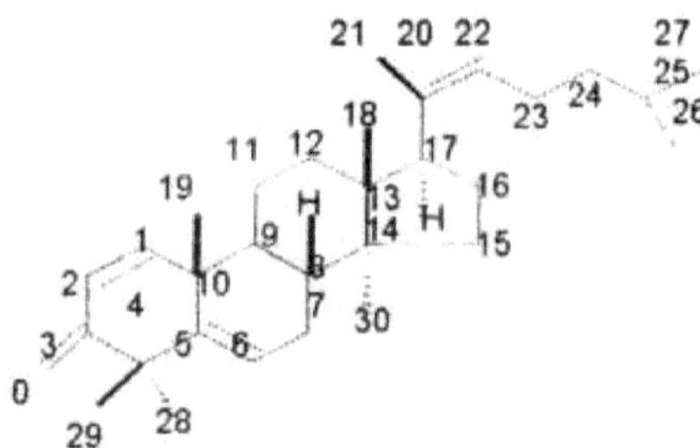

Nigralanostenone (SN - 7)

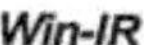

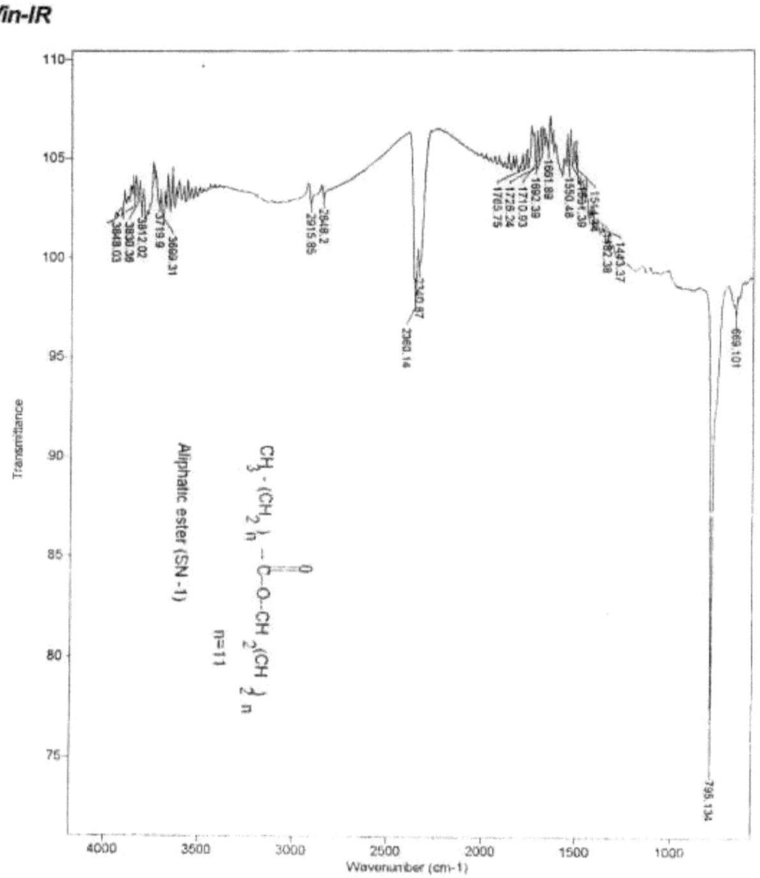

Spectrum 1. FTIR spectrum of Aliphatic ester (SN-1)

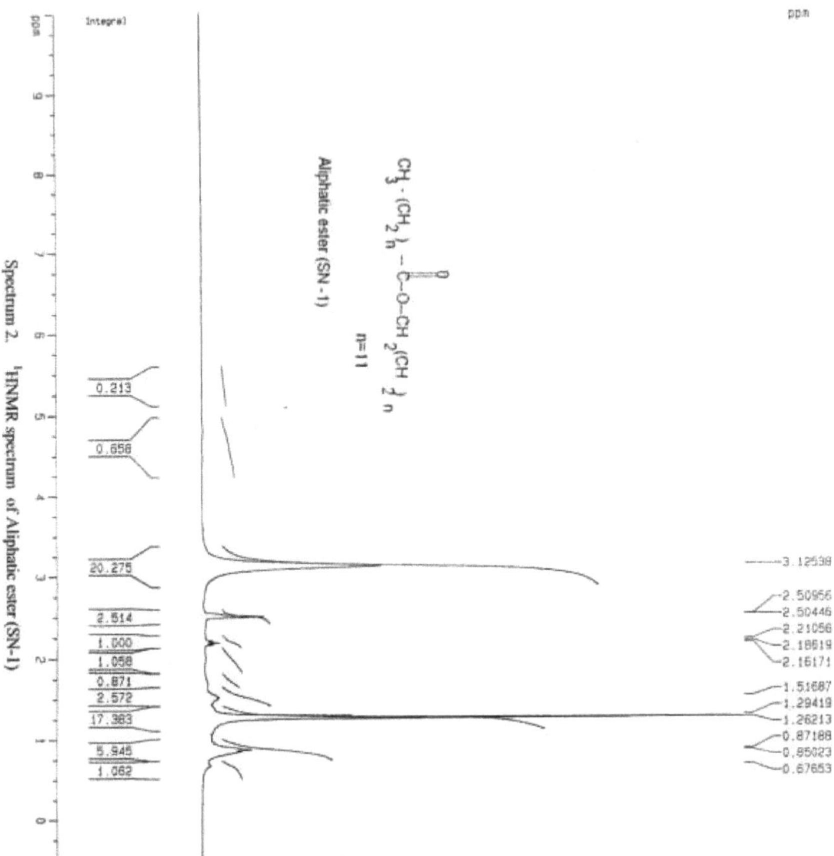

Spectrum 2. ^{1}HNMR spectrum of Aliphatic ester (SN-1)

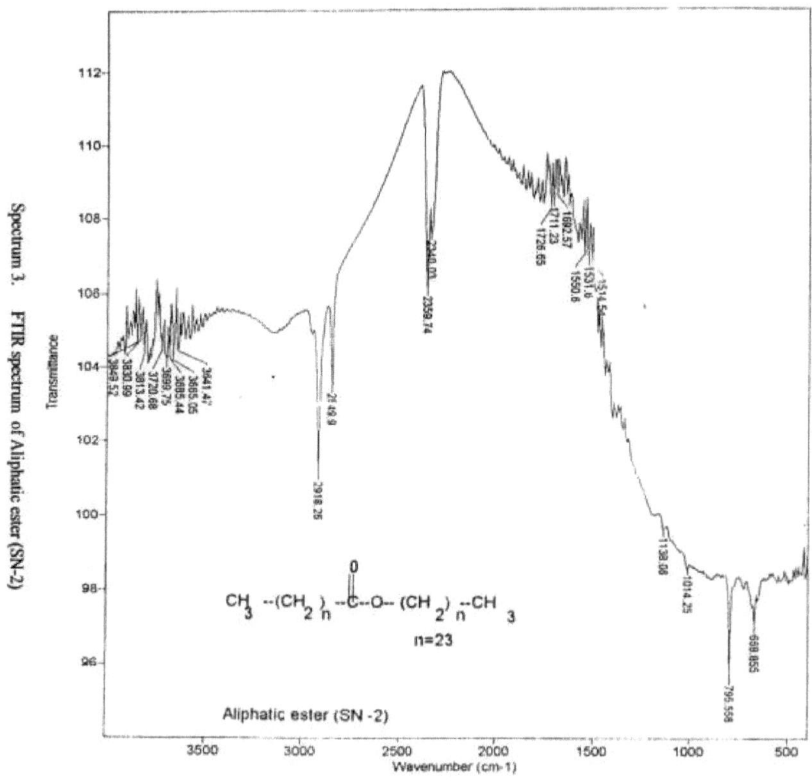

Spectrum 3. FTIR spectrum of Aliphatic ester (SN-2)

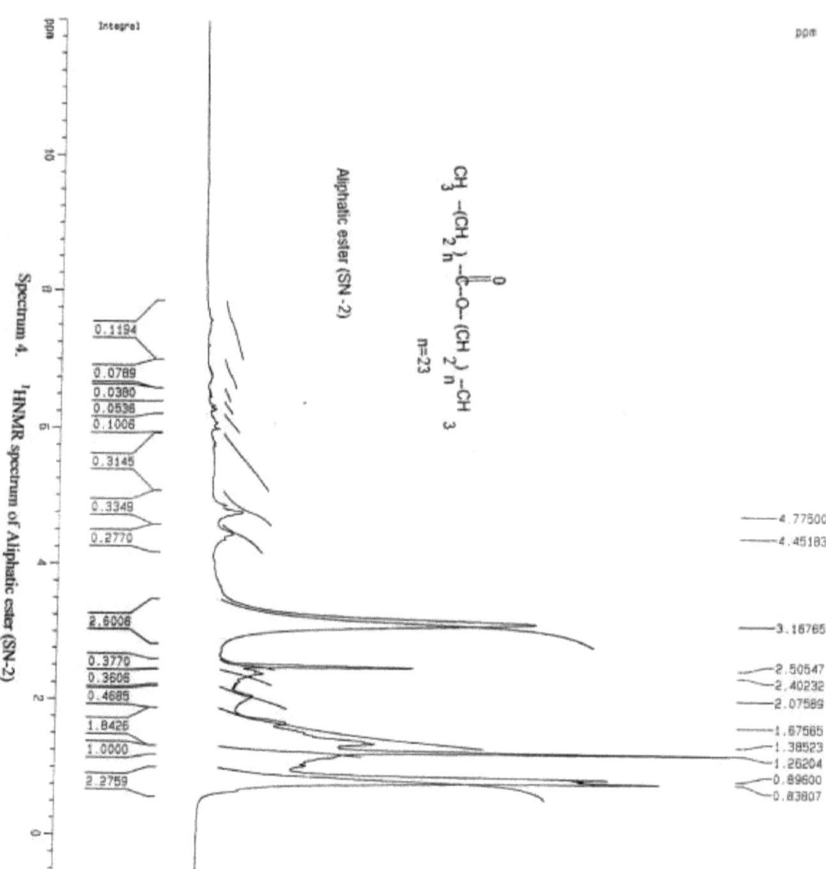

Spectrum 4. ^{1}HNMR spectrum of Aliphatic ester (SN-2)

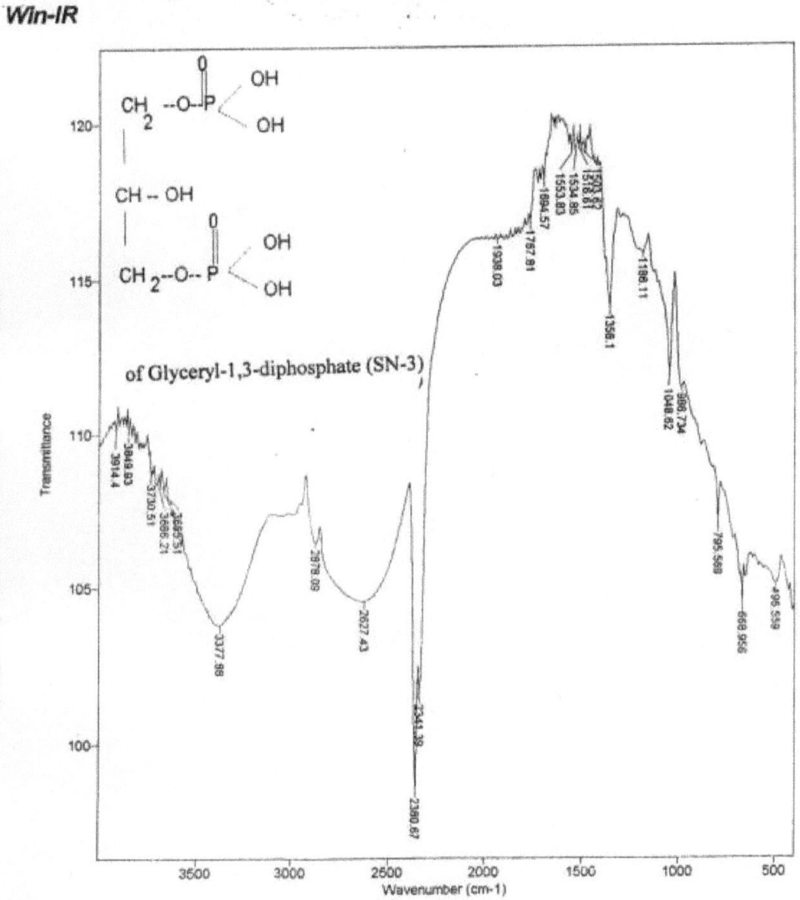

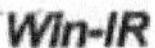

of Glyceryl-1,3-diphosphate (SN-3)

Spectrum 5. FTIR spectrum of Glyceryl-1,3-diphosphate (SN-3)

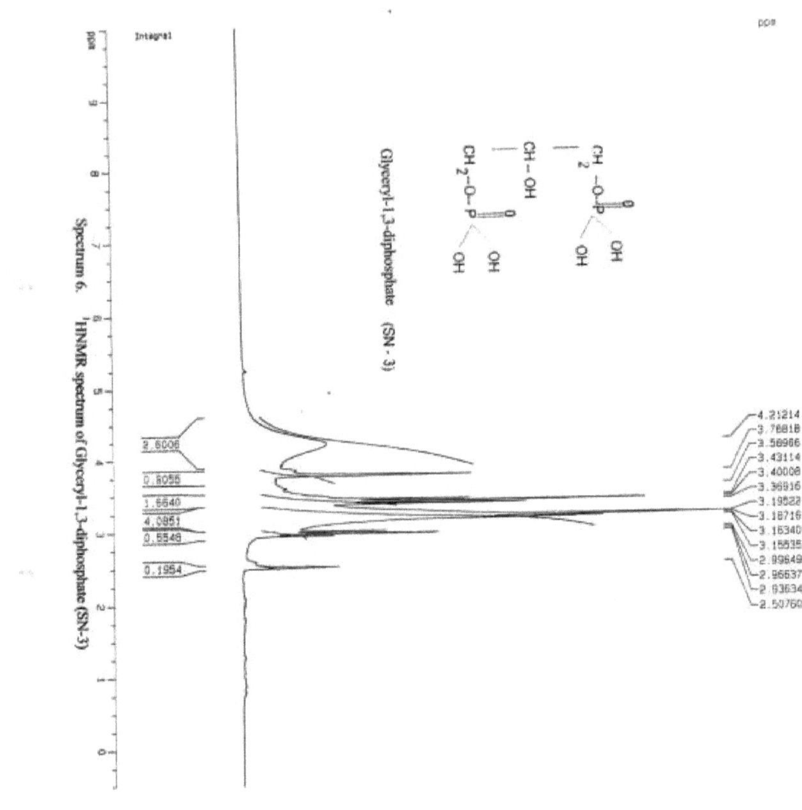

Spectrum 6. ^{1}HNMR spectrum of Glyceryl-1,3-diphosphate (SN-3)

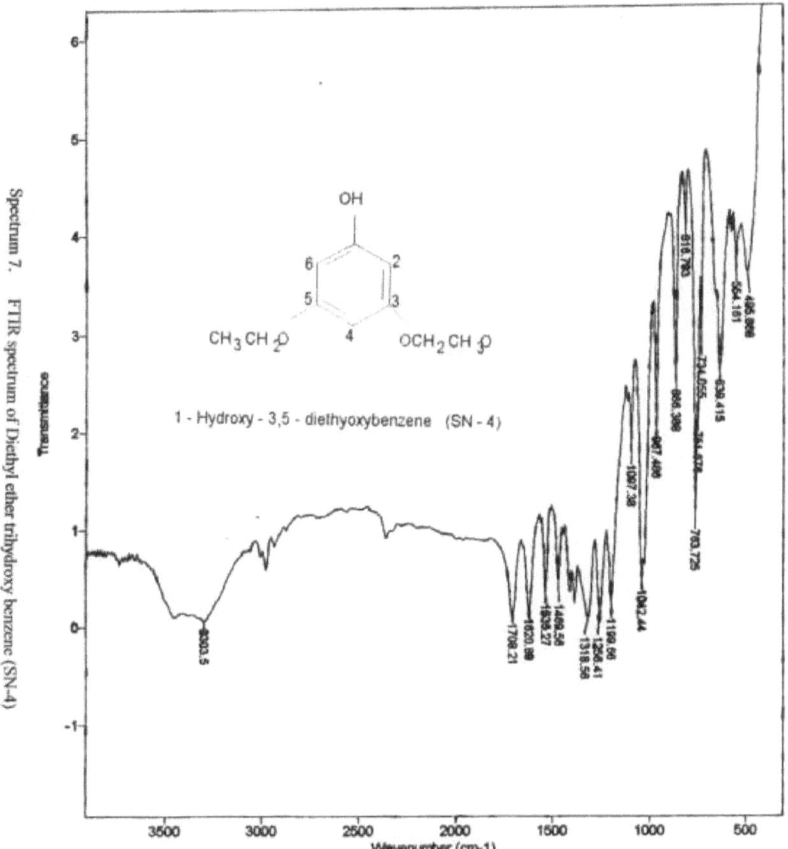

Spectrum 7. FTIR spectrum of Diethyl ether trihydroxy benzene (SN-4)

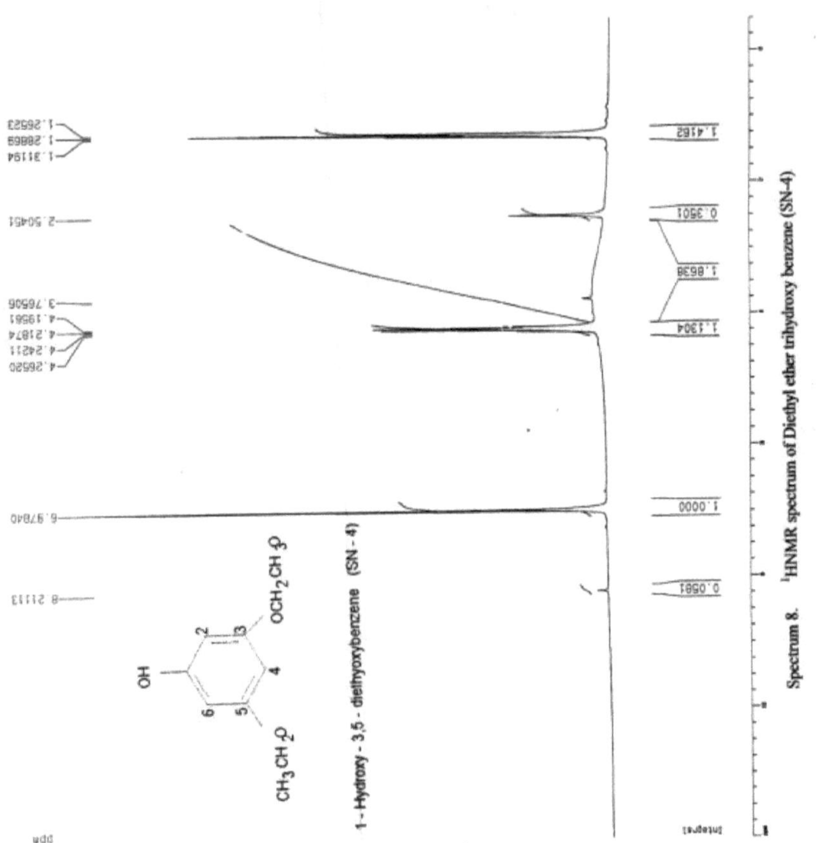

Spectrum 8. ^{1}HNMR spectrum of Diethyl ether trihydroxy benzene (SN-4)

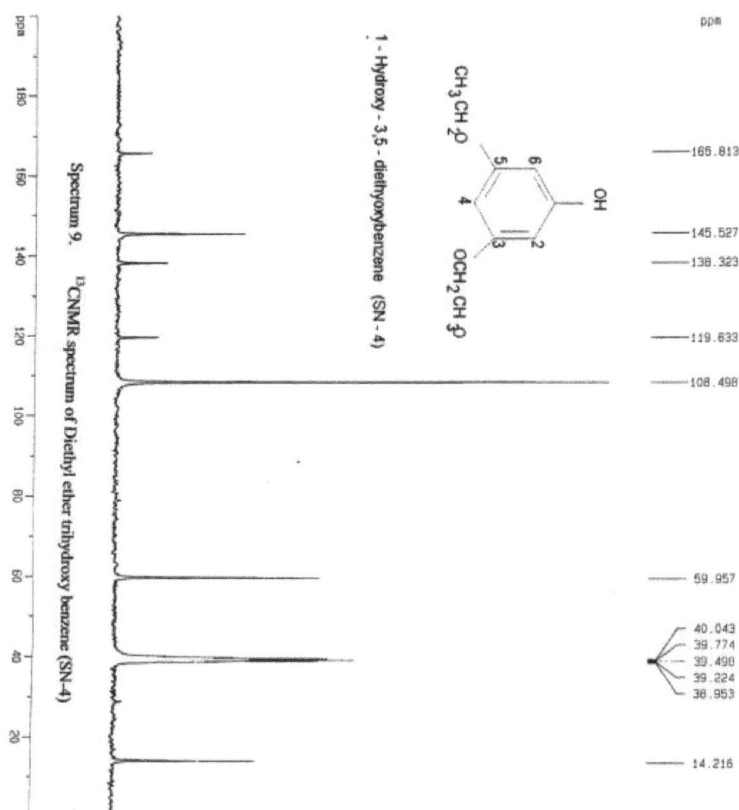

Spectrum 9. ^{13}CNMR spectrum of Diethyl ether trihydroxy benzene (SN-4)

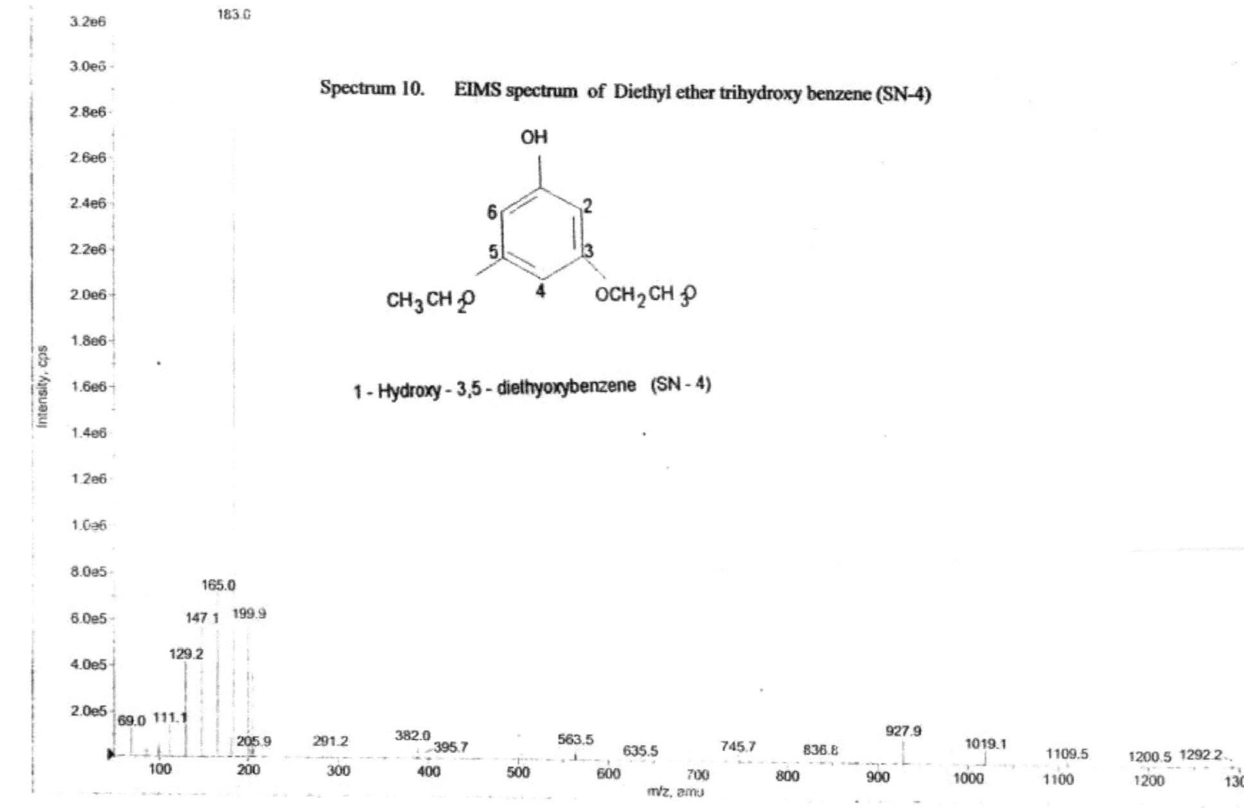

Spectrum 10. EIMS spectrum of Diethyl ether trihydroxy benzene (SN-4)

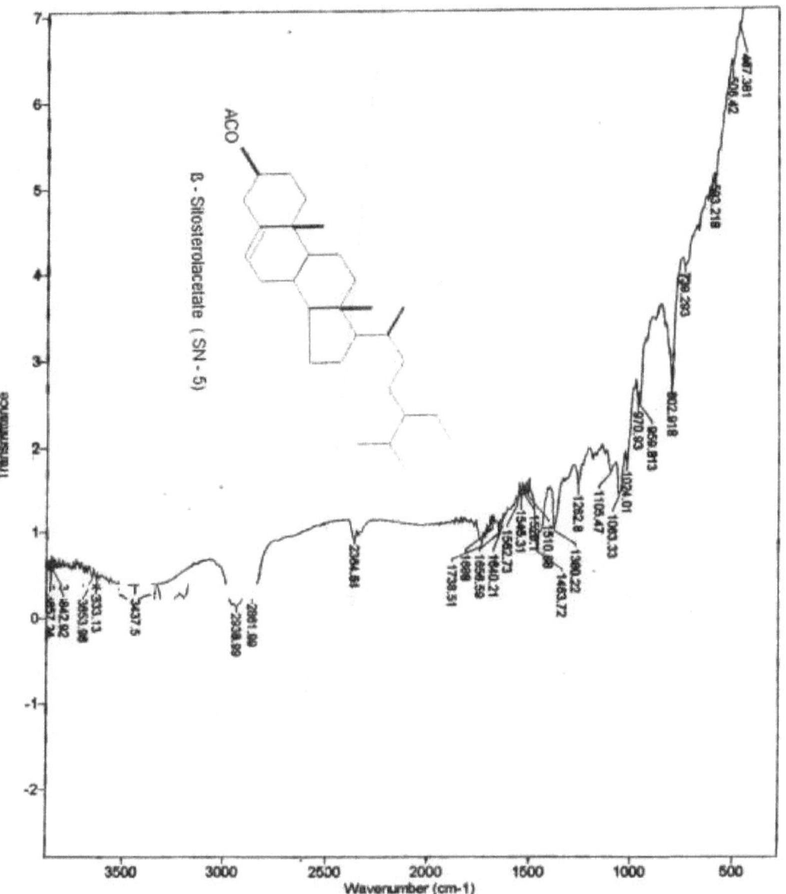

Spectrum 11. FTIR spectrum of β-Sitosterol acetate (SN-5)

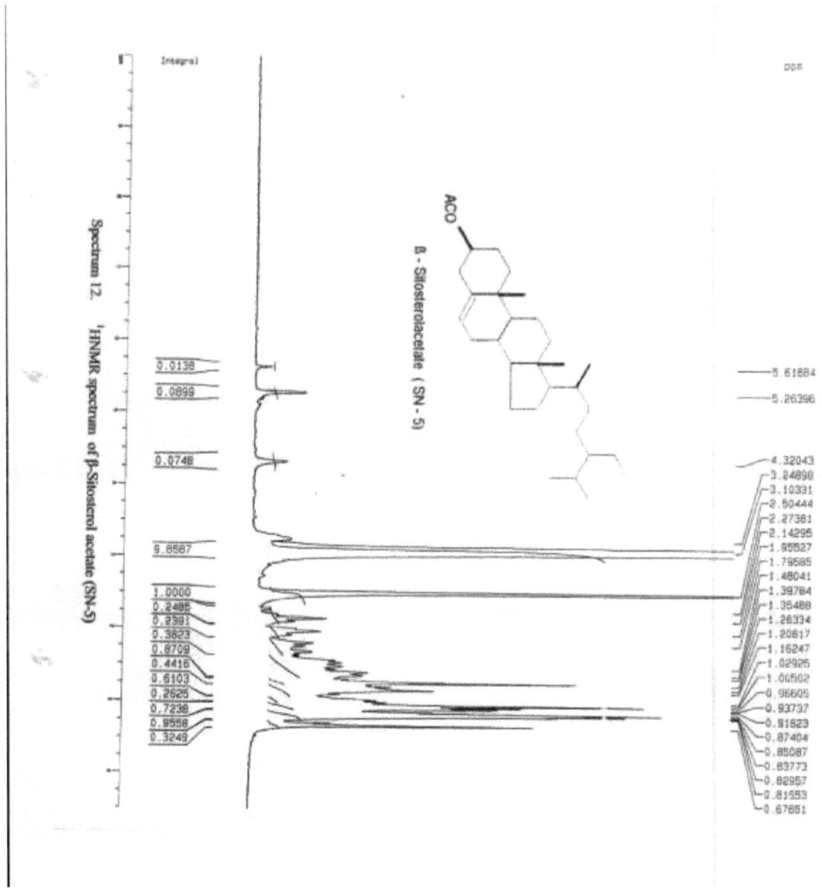

Spectrum 12. ¹HNMR spectrum of β-Sitosterol acetate (SN-5)

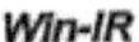

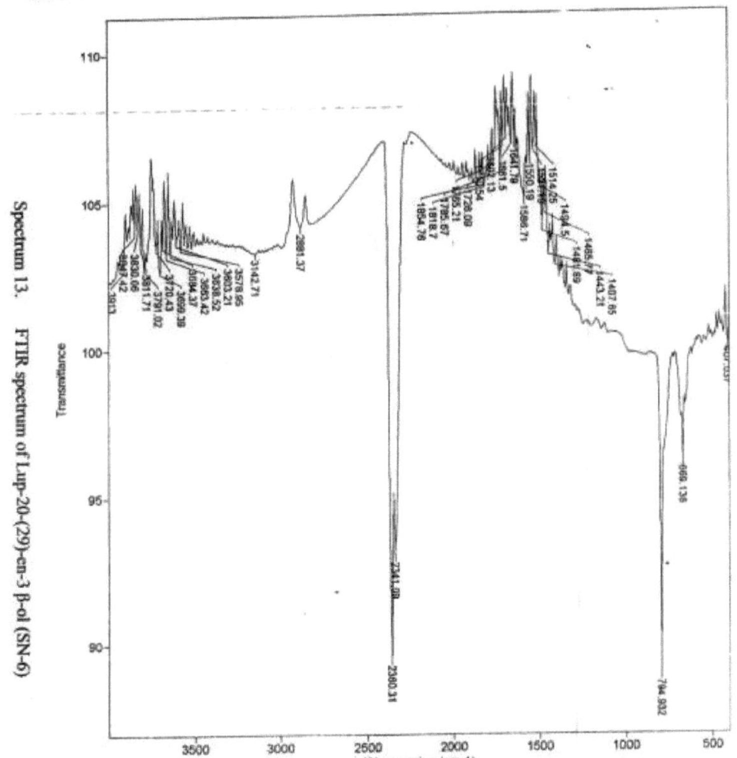

Spectrum 13. FTIR spectrum of Lup-20-(29)-en-3 β-ol (SN-6)

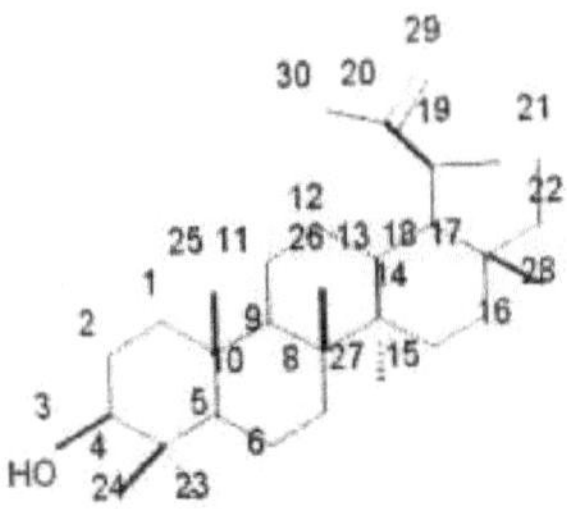

Lup - 20 - (29) -eh - 3β-ol (SN -6)

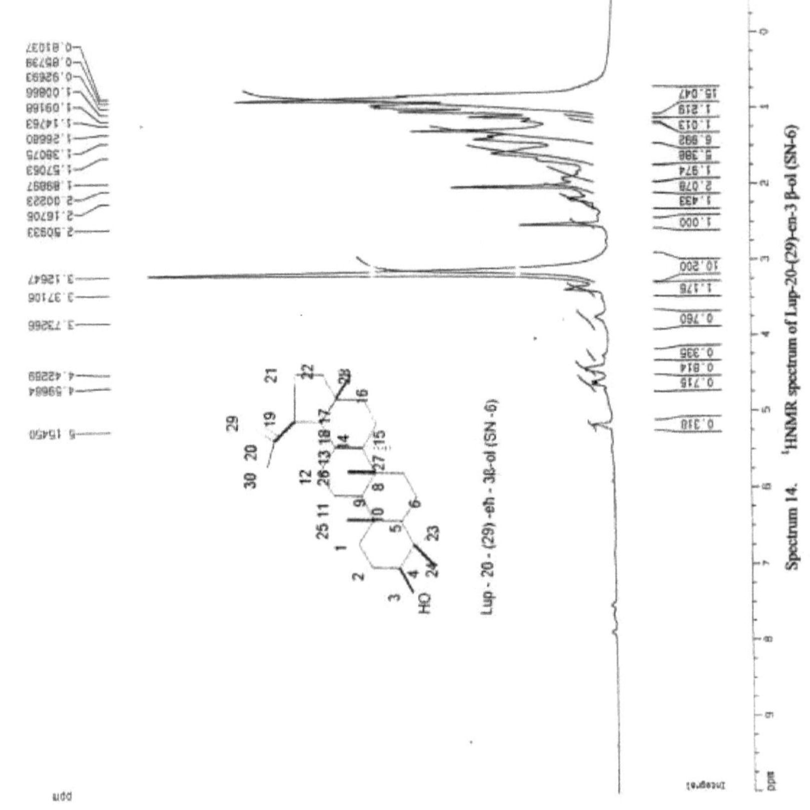

Spectrum 14. ^{1}HNMR spectrum of Lup-20-(29)-en-3 β-ol (SN-6)

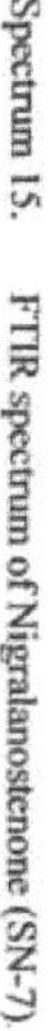

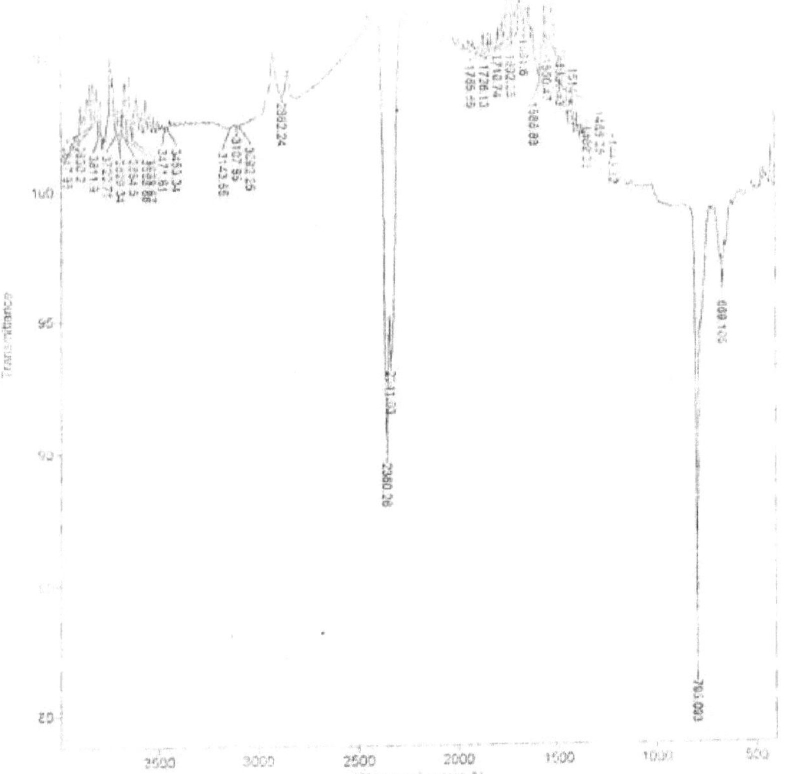

Spectrum 15. FTIR spectrum of Nigralanostenone (SN-7).

Nigralanostenone (SN - 7)

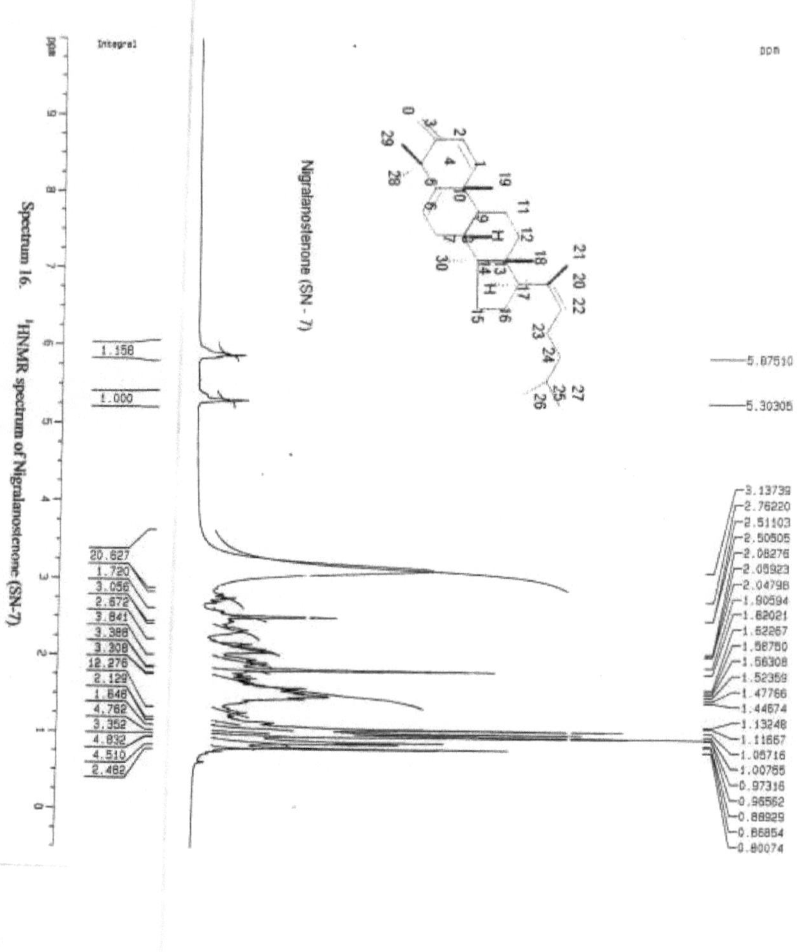

Spectrum 16. ^{1}HNMR spectrum of Nigralanostenone (SN-7)

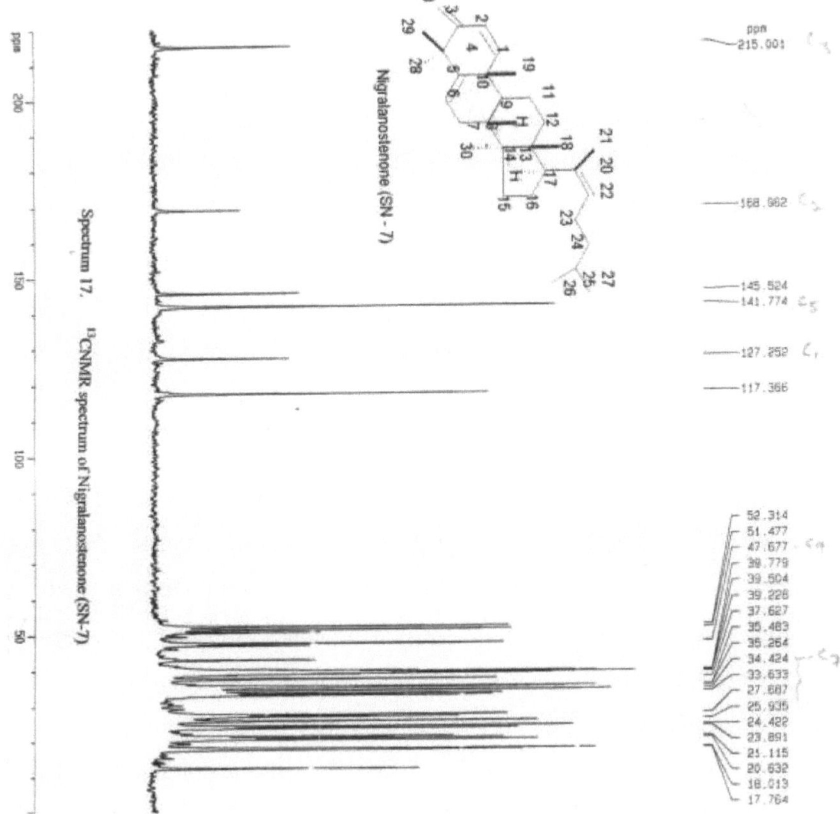

Spectrum 17. ^{13}CNMR spectrum of Nigralanostenone (SN-7)

RESULTADOS E DISCUSSÃO:

O composto SN-1, um éster alifático, foi obtido como cristais incolores a partir de éter de petróleo: clorofórmio (80:20). O seu espetro de IV mostrou bandas de absorção características do grupo éster (1726 cm^{-1}) e da cadeia alifática longa (790 cm^{-1}). O espetro de

[1]O espetro de RMN de H do composto SN-1 mostrou dois sinais largos a δ 3,12 e 2,50
integrados para um e dois protões, atribuídos ao protão metileno oxigenado e ao protão
metileno adjacente ao grupo carbonilo, respetivamente. Dois, dois protões
multipleto a δ 2,18 e 1,51 atribuído ao protão de metileno, respetivamente. Um sinal largo a 1,29 para 18 protões foi atribuído a 9 protões de metileno. Dois tripletos de três protões a δ 0,87 (J=6,1Hz) e 0,85 (J=6,2Hz) foram atribuídos a protões metilénicos. Com base nestas evidências, a estrutura do composto 1 foi caracterizada como um éster alifático contendo 11 grupos metileno

O composto SN-2, um éster alifático, foi obtido como cristais incolores a partir de eluentes de éter de petróleo: clorofórmio (90:10). O seu espetro de I.R. mostrou bandas de absorção características do grupo éster (1726 cm^{-1}) e da cadeia alifática longa (792 cm^{-1}). O espetro[1] HNMR do composto SN-2 mostrou dois sinais largos a δ 3,16 e 2,50, integrados para dois protões cada, atribuídos ao protão metileno oxigenado adjacente ao grupo carbonilo, respetivamente. Um sinal largo de dois protões a δ 2,07 atribuído ao protão metileno. Um sinal largo de oito protões a δ 1,38 foi atribuído a protões de 4-metileno. Um sinal largo a δ 1,26 para 32 protões foi atribuído a 16 protões de metileno. Dois, três protões de cada tripleto a δ 0,86 (J = 6,1 Hz) e 0,83 (J = 6,0 Hz) foram atribuídos aos protões metilénicos terminais. Com base nestas evidências, a estrutura do SN-2 foi determinada provisoriamente como um éster alifático, contendo 23 grupos metileno.

O composto SN-3 foi obtido como cristais incolores a partir de clorofórmio: metanol (97:3). O seu espetro de IV mostrou bandas de absorção características para o grupo hidroxilo (3377 cm^{-1}). O espetro de RMN de[1] H mostrou um multipleto a δ 3,76, atribuído ao protão C-2 do carbinol. Quatro doublet a δ 3,43 (J=9,33 Hz), 3,36 (J=9,33 Hz), 3,18 (J=7,11 Hz) e 3,15 (J=9,33 Hz) integrados para um protão cada foram atribuídos aos protões de metileno oxigenados C-1 e C-3. O TLC do composto foi comparado com o composto conhecido. Com base nestes dados espectrais, a estrutura do SN-3 foi caracterizada como Gliceril-1, 3-difosfato.

O composto **SN-4** foi obtido sob a forma de cristais incolores a partir de éter de petróleo: clorofórmio (1:1). O seu espetro de infravermelhos apresentou bandas de absorção características para o grupo hidroxilo (3303 cm^{-1}) e para o anel aromático (1535, 987, 866 cm^{-1}). O espetro de 1HNMR do composto SN -4 mostra um sinal largo de três protões a δ 6,97 atribuído aos protões aromáticos C-2, C-4 e C-6. Um multipleto de quatro protões a δ 4,21 foi atribuído a dois protões de metileno exigenados. Um multipleto a δ 1,28 integrando 6 protões foi atribuído a protões de metilo primários C -2' e C-2". Outras provas da estrutura SN-4 foram fornecidas pelos seus dados espectrais de^{13} CNMR que mostraram a presença de 10 átomos de C nas moléculas. Os sinais entre δ 165,81 - 108,49 foram atribuídos a carbonos aromáticos. Um sinal a δ 59,95 foi atribuído ao carbono metileno oxigenado. O carbono metil ressoou a δ 14,21.

O espetro de massa do SN-4 apresentou um pico de ião molecular a m/z 182 correspondente ao dietil éter trihidroxibenzeno, $C_{10}H_{14}O_3$. Com base nestas evidências, a estrutura do SN-4 foi elucidada como 1-hidroxi-3,5-dietoxibenzeno. Trata-se de um novo constituinte aromático isolado de uma fonte natural pela primeira vez.

O composto SN-5 foi obtido como cristais incolores a partir de $CHCl_3$. Respondeu positivamente ao teste de Liebermann-Burchard para esteróides. O seu espetro de IV mostrou bandas de absorção características para o grupo acetato (1736 cm^{-1}) e insaturação (1640 cm^{-1}). O espetro^{1} HNMR do SN-5 mostrou um dubleto de um protão a δ 5,27 (J= 5,5 Hz) atribuído ao protão vinílico C-6. Um multipleto largo de um protão em d 4,29 com w 1/2 16,5 Hz, foi atribuído ao carbinol H-3 α (axial) interagindo com os protões C-2 equitorial, C -2 axial e C-4 equitorial e C-4 axial. Quatro dupletos a δ 0,96 (J = 6,15 Hz), 0,93 (J = 6,1 Hz), 0,84 (J = 5,9 Hz) e 0,813 (J =6,0 Hz); integrando três protões cada, foram atribuídos correspondendo aos protões C-21, C-26, C-27 metilo secundário e C-29 metilo primário. Os restantes dois sinais de protões de metilo terciário C-18 e C-19 apareceram como sinais largos de três protões a δ 0,67 e 1,29, respetivamente. Um sinal largo de três protões a δ 2,50 foi atribuído aos protões de metilo do acelato. A presença de todos os sinais de metilo na região δ 0,67 , 1,26 sugeriu que estas funcionalidades estavam ligadas a carbonos saturados. Os restantes protões metileno e metino ressoaram na região δ 2,50 - 1,06. A hidrólise ácida do β-sitosterol foi identificada por comparação direta com uma amostra autonómica (CO-TLC, mmp). Com base nestes resultados, a estrutura do SN -5 foi estabelecida como acetato de β-sitosterol.

O composto SN-6 foi obtido como cristais incolores a partir dos eluentes éter de petróleo : clorofórmio (1:1). Respondeu positivamente ao teste de Libermann-Burchard, indicando a natureza triterpénica dos compostos. O seu espetro de IV mostrou bandas de absorção características para o grupo hidroxilo ($3423cm^{-1}$) e para a insaturação ($1640cm^{-1}$). O espetro de^{1} HNMR dos compostos SN-6 mostrou um sinal largo de um protão a δ 5,29 atribuído ao protão H2-metileno. Um doublet de um protão a δ 3,45 (J = 5,1, 5,25 Hz) foi atribuído ao protão 3β-metileno. Seis singletos largos, integrando três protões cada, a δ 0,95, 0,78, 0,76, 0,74, 0,63 e 0,62, foram atribuídos aos protões de metilo C-30, C-25, C-23, C-28, C-26, C-27 e C-24, respetivamente. Um sinal largo de três protões a δ 1,50 foi atribuído aos protões de metilo C-3 localizados no carbono vinílico C-20. Com base nestes dados espectrais e na comparação de mp e CO- TLC, a estrutura do SN-6 foi caracterizada como Lup-20-(29)-en-3β-ol.

O composto SN-7, designado por **nigralanostenona**, foi obtido como cristais brancos a partir de éter de petróleo: Clorofórmio (1:1). Respondeu positivamente ao teste de Libermann-Burchard, indicando uma molécula esteroide. O seu espetro de IV apresenta bandas de absorção características do grupo ceto (1710 cm^{-1}) e da insaturação (1640 cm^{-1}). O espetro de^{1} HNMR mostra quatro duplos de um protão a δ 5,89 (J=7,2 Hz), 5,85 (J=7,2 Hz), 5,30 (J=5,1 Hz), e 5,85 (J=7,2 Hz),5,30 (J=5,1Hz) e atribuídos a protões vinílicos C-1, C-2, C-6 e C-22, respetivamente. Um sinal largo de três protões a δ 1,82 foi atribuído ao protão metilo do C-21 ligado ao carbono insaturado do C-20. Dois duplos de três protões a δ 1,05 e 0,06 foram atribuídos aos protões metilo terciários C-30 e C-18. Um sinal largo de seis protões a δ 0,96 foi atribuído aos protões metil terciários C-19 e C-28. Dois duplos de três protões a δ 0,97 (J = 4,5 Hz) e 0,88 (J = 6,3 Hz) foram associados aos protões metílicos secundários C-26 e C-27, respetivamente. A evidência futura para a estrutura SN-6 foi fornecida pelos dados espectrais de^{13} CNMR que mostraram a presença de 30 átomos de C nas moléculas. Os sinais a δ 127.25,168.96,141.77,145.52 e 117.36 foram atribuídos aos carbonos insaturados C-1, C-2, C-5, C-6, C-20, C-22 e os sinais a δ 215.00 foram atribuídos ao carbono C-3 Keto. Com base nestas evidências, a estrutura da SN-7 foi formulada como Lanost-1, 5, 20 (22)-trien-3-ona.

CAPÍTULO - 4

Atividade Farmacológica

Experiência 5: Atividade hepatoprotectora

O fígado ocupa uma posição única no organismo devido à sua ligação anatómica e às suas funções variadas. O fígado tem um duplo fornecimento de sangue e uma grande capacidade de conversão metabólica, estando continuamente exposto a diferentes tipos de xenobióticos e agentes terapêuticos. A alteração da estrutura pode resultar em hipertensão arterial, ascite, iterícia, aumento da tendência para a hemorragia e alterações metabólicas complexas que afectam a maioria dos constituintes do organismo (Sherlock, *et. al*., 1987). A taxa de morbilidade e morbilidade em rápido crescimento das doenças hepáticas causadas por medicamentos e produtos químicos nas nações industriais é largamente atribuída ao número crescente de agentes médicos nocivos e de poluentes ambientais. Os álcoois, o tetracloreto de carbono (CCl_4), o paracetamol (PCM), o halotano, etc., são exemplos de substâncias estranhas que se sabe causarem disfunção hepática no homem e em animais experimentais (Edward, *et.al.,* 1975; Kail, *et.al*., 1995; Ravindra, *et.al.,* 1994; Handa, *et.al*., 1995).

Um aumento da peroxidação lipídica no fígado foi demonstrado como uma caraterística frequente após envenenamento com substâncias hepatotóxicas. No entanto, também se verificou um aumento da peroxidação lipídica no fígado gordo não tóxico, que pode ser causado por alterações na dieta, como a deficiência de colina, a alimentação com uma dieta rica em ácido orótico, o tratamento com álcool ou em casos de doença de Kwashiorkar. Assim, a peroxidação lipídica, que degrada as biomembranas e ocorre no fígado gordo induzido pelo álcool e na lesão hepática induzida pelo tetracloreto de carbono, é uma das principais causas de hepatotoxicidade (Charles, *et.al.,* 1975).

TETRACLORETO DE CARBONO E SUA HEPATOTOXICIDADE

O tetracloreto de carbono (CCl_4) tem sido utilizado para fins médicos e, em tempos, foi vulgarmente empregue como removedor de manchas em artigos domésticos. A exposição transitória a concentrações tóxicas de vapores de tetracloreto de carbono (CCl4) provoca irritação dos olhos, do nariz e da garganta, náuseas e vómitos, tonturas e dores de cabeça. O tetracloreto de carbono inflige um efeito de grande alcance no metabolismo do fígado, incluindo reacções adversas no ADN, ARN, síntese de proteínas, necrose dos hepatócitos do tetracloreto de carbono e cirrose (Scheur, *et.al.*,1987).

A lesão hepática induzida pelo tetracloreto de carbono é iniciada pela formação de um metabolismo reativo, o radical triclorometilo (CCl3), pelo sistema de oxidase de função mista microssomal (MFOS). Esta biotransformação é catalisada por uma monoxigenase dependente do citocromo P-450. Os radicais CCl3 activados ligam-se covalentemente a micromoléculas e induzem a degradação por peroxidação dos lípidos da membrana do retículo endoplasmático ricos em ácidos gordos polinsaturados.

A degeneração da membrana biológica por peroxidação lipídica é uma das principais causas da hepatotoxicidade induzida pelo CCl4. O pré-tratamento com álcool estimula acentuadamente a toxicidade do CCl4 devido à produção acelerada de metabolitos reactivos, devido à estimulação das enzimas microssomais de metabolização de fármacos pelo etanol (Zimmerman,1986).

Avaliar a atividade hepatoprotectora das folhas tenras de *Solanum nigrum*

A. Preparação da solução de ensaio:

1. Preparação de extractos de plantas: Trinta e cinco gramas de pó de folha seca foram extraídos com metanol. O extrato foi filtrado, evaporado até à secura, pesado (4 gm) e dissolvido em água destilada para fazer diferentes doses.

Solução de tetracloreto de carbono em azeite: O tetracloreto de carbono (50% v/v em azeite) foi preparado para o estudo farmacológico.

Suspensão de silimarina: Cem mg de silimarina em pó padrão obtida da cápsula sivylar (140 mg) [comercializada por Ranbaxy, Indore] foram pesados e dissolvidos em água destilada.

A. Instalação experimental :

Animais: Foram utilizados no estudo 30 ratos albinos Wistar machos (150-250 gm), provenientes do Biotério Central da Universidade de Hamdard. Foram alojados em gaiolas de plástico em condições normais de biotério e alimentados com uma dieta padrão (Amrut rat feed, Maharashtra Índia) e água, tendo sido divididos em cinco grupos de 6 animais cada, Quadro 29

Os animais receberam tratamento de acordo com o calendário apresentado abaixo:

Grupo I: O grupo de controlo dos animais recebeu água destilada durante os quatro dias por via oral e 2 ml/kg de peso corporal de azeite de oliva S.C. nos dias 2nd e 3rd .

Grupo II: O grupo de animais CCl4 recebeu água destilada durante os quatro dias por via oral e CCl4 a 50% em azeite 2 ml/kg de peso corporal numa dose única por via oral nos dias 2nd e 3rd .

Grupo III: Os animais deste grupo receberam água destilada durante todos os quatro dias por via oral e suspensão de silimarina (12mg/kg de peso corporal, p.o.) durante todos os quatro dias e 50% de CCl4 em azeite (2ml/kg de peso corporal) numa dose única S.C. nos dias 2nd e 3 .rd

Grupo IV: Os animais deste grupo receberam água destilada durante todos os quatro dias por via oral e extrato metanólico de folhas tenras de *Solanum nigrum* (100mg/kg/dia p.o.) durante todos os dias e 50% de CCl4 em azeite (2ml/kg de peso corporal) numa dose única S.C. nos dias 2nd e 3 .rd

Grupo V: Os animais deste grupo receberam água destilada durante todos os quatro dias por via oral e extrato metanólico da folha tenra de *Solanum nigrum* (200mg/kg/dia p.o.) durante todos os quatro dias e 50% de CCl4 em azeite (2ml/kg de peso corporal) numa dose única S.C. nos dias 2nd e 3 .rd

Tabela 29: Grupos e tratamentos utilizados no presente estudo

Grupo	Tratamentos
Grupo I : (Controlo normal e saudável)	Os ratos receberam água destilada por via oral durante os quatro dias e 2 ml/kg de peso corporal de azeite de oliva S.C. nos dias 2nd e 3 .rd

Grupo II : (Controlo de hepatotoxicidade patogénica)	O grupo de animais CCl4 recebeu água destilada durante os quatro dias por via oral e CCl4 a 50% em azeite 2 ml/kg de peso corporal numa dose única por via oral nos dias 2nd e 3rd .
Grupo III : (tratado com silimarina)	Os animais deste grupo receberam água destilada durante os quatro dias por via oral e suspensão de silimarina (12mg/kg de peso corporal, p.o.) durante os quatro dias e 50% de CCl4 em azeite (2ml/kg de peso corporal) numa dose única S.C. nos dias 2nd e 3 .rd
Grupo IV : (Folha tenra de *S.nigrum*)	Os animais deste grupo receberam água destilada durante todos os quatro dias por via oral e extrato metanólico de folhas tenras de *Solanum nigrum* (100mg/kg/dia p.o.) durante todos os quatro dias e 50% de CCl4 em azeite (2ml/kg de peso corporal) numa dose única S.C. nos dias 2nd e 3 .rd
Grupo V : (Folha tenra de *S.nigrum*)	Os animais deste grupo receberam água destilada durante todos os quatro dias por via oral e extrato metanólico da folha tenra de *Solanum nigrum* (200mg/kg/dia p.o.) durante todos os quatro dias e 50% de CCl4 em azeite (2ml/kg de peso corporal) numa dose única S.C. nos dias 2nd e 3 .rd

Colheita de sangue:

O sangue foi recolhido da veia da cauda de todos os grupos de ratos em jejum noturno utilizando um tubo microcapilar no dia 0 e no dia 4th e o soro foi separado.

Separação do soro:

Foram colhidos cerca de 3-5 ml de sangue num tubo de centrifugação estéril e deixados em repouso a 37^{0} C durante 45 minutos. O soro foi aspirado com uma pipeta estéril após centrifugação a 3000 rpm durante 15 minutos. O soro recolhido foi avaliado bioquimicamente para os seguintes parâmetros:

1. Transaminase glutamato-oxaloacetato sérica, (SGOT)
2. Transaminase glutamato piruvato sérica (SGPT).
3. Bilirrubina total sérica.
4. Fosfatase alcalina sérica.
5. Proteínas totais e albumina no soro.

5(i) Investigações bioquímicas no soro:

1. Determinação da transaminase glutamato-oxaloacetato sérica (SGOT) pelo método de Reitmann e Frankel.

Princípio:

O GOT catalisa a seguinte reação:

α-Cetoglutarato + L **-Aspartameθ** L- Glutamato + Oxaloacetato.

O oxaloacetato assim formado é acoplado à 2,4 dinitrofenil hidrazina (2,4- DNPH) para dar a hidrazona correspondente, que dá cor castanha em meio alcalino e é medida no fotómetro a 505 nm.

Reagentes : (fornecidos no kit)

Reagente 1: substrato de aspartato α-KG tamponado, pH 7,4

Reagente 2 : Reagente de cor DNPH

Reagente 3: hidróxido de sódio , 4N

Reagente 4: padrão de piruvato de trabalho 2 mM.

Preparação da solução de trabalho:

Solução I: Diluir 1 ml do reagente 3 para 10 ml com água destilada. Os reagentes 1 e 2 estavam prontos a utilizar.

Armazenamento e estabilidade: Todos os reagentes são estáveis a 2-8^{0} c até ao fim do prazo de validade.

Precauções: Deve ter-se o cuidado de obter soro não hemolisado.

Procedimento:

Preparação da curva padrão:

Tomam-se cinco tubos limpos e secos, aos quais se adicionam diferentes volumes de reagentes

1, 2 e 4, como indicado no quadro 30

Tabela 30: Diferentes volumes de reagentes utilizados para a preparação da

curva padrão

Reagentes	Tubo 1	Tubo 2	Tubo 3	Tubo 4	Tubo 5
Reagente 1 (ml)	0.5	0.45	0.4	0.35	0.3
Reagente 4 (ml)		0.05	0.1	0.15	0.2
Destilado água (ml)	0.1	0.1	0.1	0.1	0.1
Reagente 2 (ml)	0.5	0.5	0.5	0.5	0.5

A solução acima referida em cinco tubos foi deixada em repouso à temperatura ambiente durante 20 min. e o volume de cada tubo foi aumentado para 5 ml com a solução 1. O quadro 30 apresenta a atividade enzimática em unidades/ml para estes 5 tubos.

Tabela 31: Indicação da atividade enzimática comunicada (como indicado no kit fornecido pela SPAN Diagnostics Ltd., Surat, Índia) para diferentes volumes de reagente (como indicado acima) preparados para traçar o gráfico padrão para SGOT.

Número do tubo	1	2	3	4	5
Atividade enzimática Unidades/ml	0	24	61	114	190

A absorvância dos cinco tubos foi medida a 505 nm. A absorvância dos cinco tubos está registada no quadro 32

Tabela 32: Absorvância para diferentes volumes de Reagentes a 505 nm para preparar a curva padrão.

Número do tubo	1	2	3	4	5
Absorvância a 505nm	0.356	0.485	0.548	0.676	0.794

Procedimento para o teste: Tomou-se 0,25 ml do reagente I e incubou-se a 37^0 C durante 5 min., adicionou-se 0,05 ml de soro. Misturou-se bem e incubou-se a 37^0 C durante 60 min. Adicionou-se 0,25 ml do reagente 2. A solução foi bem misturada e deixada em repouso durante 20 minutos à temperatura ambiente. O volume total foi completado para 2,5 ml com a solução 1. Misturou-se novamente bem e deixou-se repousar durante 10 minutos à temperatura ambiente. A absorvância foi registada a 505nm e as actividades enzimáticas para a absorvância correspondente foram calculadas a partir do gráfico padrão.

Cálculos: O D.O. do teste (T) foi marcado no eixo Y da curva padrão e extrapolado para a atividade correspondente no eixo X. Os resultados da estimativa de SGOT são apresentados num histograma Figura 23.

Grupos: (Grupo I-V):

I: Controlo tratado; II: CCL4 tratado; III: Silimarina padrão tratada; IV: Extrato de folhas tenras tratado (100 mg/kg); V: Extrato de folhas tenras tratado (200 mg/kg)

Observações:

Observou-se que o extrato metanólico da folha tenra (100 & 200 mg/kg) mostrou uma redução de 67,34% e 74,79% nos níveis séricos de SGOT. A % de redução dos níveis séricos de SGOT pela silimarina padrão é de 82,65%. Concluiu-se, portanto, que o extrato metanólico de folhas de 200 mg/kg apresentou um resultado significativo (Figura 25).

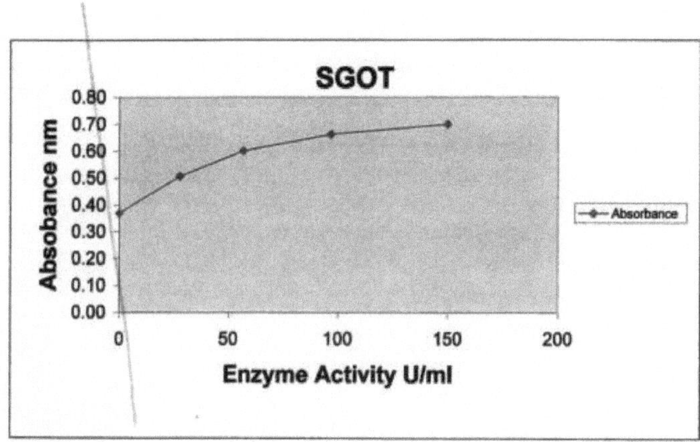

Fig. 23 Standard Curve for SGOT estimation.

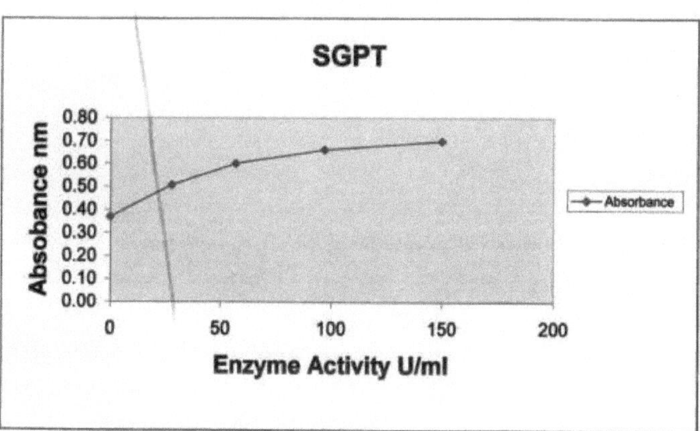

Fig. 24 Standard Curve for SGPT estimation.

2. Determinação da transaminase glutamato-piruvato sérica (SGPT) pelo método de Reitmann e Frankel.

Princípio :

α-Cetoglutarato + L -Alanina **θ** L -Glutamato + Piruvato

O piruvato assim formado é acoplado à 2,4-Dinitrofenil hidrazina (2,4-DNPH) para dar a hidrasona correspondente, que dá cor castanha em meio alcalino.

Reagentes: fornecidos no kit

Reagente 1: substrato Alanina α KG tamponado.

Reagente 2: reagente corante DNPH

Reagente 3: hidróxido de sódio 4N

Reagente 4: Padrão de piruvato de trabalho, 2 mM

Preparação da norma de trabalho :

Solução I: Diluir 1 ml do reagente 3 para 10 ml com água destilada. Os reagentes 1 e 2 estavam prontos a utilizar

Armazenamento e estabilidade:

Todos os reagentes são estáveis 2-8^0 Até ao fim do prazo de validade.

Precauções:

Deve ter-se o cuidado de obter soro não hemolisado.

Procedimento:

Preparação da curva padrão:

Tomam-se cinco tubos limpos e secos, aos quais se adicionam diferentes volumes dos reagentes 1 e 4, como indicado no quadro 33.

Tabela 33: Foram utilizados diferentes volumes de reagentes para a preparação da curva padrão.

Reagentes (ml)	Tubo 1	Tubo 2	Tubo 3	Tubo 4	Tubo 5
Reagente 1	0.5	0.45	0.4	0.35	0.3
Reagente 4	-	0.05	0.1	0.15	0.2
Água destilada	0.1	0.1	0.1	0.1	0.1
Reagente 2	0.5	0.5	0.5	0.5	0.5

Os cinco tubos de ensaio, tal como preparados no quadro anterior, foram bem misturados e deixados em repouso à temperatura ambiente, tendo o volume dos cinco tubos de ensaio sido aumentado para 5 ml com a solução de trabalho I . O quadro 33 indica a atividade enzimática em unidades/ml para estes cinco tubos. Os tubos de ensaio foram deixados em repouso à temperatura ambiente e a sua absorvância foi medida com um espetrofotómetro a 505 nm, como indicado no quadro 35

Quadro 34: Indicação da atividade enzimática registada (como indicado no kit fornecido pela SPAN Diagnostics Ltd., Surat, Índia) para diferentes volumes de reagente (como indicado acima) preparados para traçar um gráfico padrão para a SGPT.

Número do tubo	1	2	3	4	5
Atividade enzimática Unidades/ml	0	28	57	97	150

A absorvância dos cinco tubos foi registada a 505 nm. O quadro regista a absorvância dos cinco tubos.

Quadro 35 : Absorvância para diferentes volumes de reagentes a 505 nm para preparar a curva padrão

Número do tubo	1	2	3	4	5
Absorvância a 505nm	0.371	0.508	0.601	0.663	0.700

Procedimento de ensaio:

Tomou-se 0,25 ml do reagente I e incubou-se a 37°C durante 5 minutos, adicionando-se 0,05 ml de soro. Misturou-se bem e incubou-se a 37°C durante 30 minutos. Adicionou-se 0,25 ml do reagente 2. A solução foi bem misturada e deixada a repousar durante 20 minutos à temperatura ambiente. O volume total foi completado para 2,5 ml com a solução I. Esta foi novamente bem misturada e deixada em repouso durante 10 minutos à temperatura ambiente. A absorvância foi registada a 505 nm e as actividades enzimáticas para a absorvância correspondente foram calculadas a partir do gráfico padrão.

Cálculos:

O O. D do ensaio (T) foi marcado no eixo Y da curva-padrão e extrapolado para a atividade correspondente no eixo X. Os resultados da estimativa de SGPT são apresentados através da representação de um histograma Figura 24

Grupos:

I: Controlo tratado

II: Tratados com CCL4

III: Tratamento padrão com silimarina

IV: Extrato de folhas tenras tratado (100 mg/kg)

V: Extrato de folhas tenras tratado (200 mg/kg)

Observações: Observou-se que o extrato metanólico da folha (100 & 200 mg/kg) mostrou uma redução de 51,72% e 54,70% nos níveis séricos de SGPT. A % de redução dos níveis séricos de SGPT pela silimarina padrão é de 87,83%. Concluiu-se, portanto, que o extrato metanólico de folhas tenras a 200 mg/kg apresentou um resultado significativo (Figura 26)

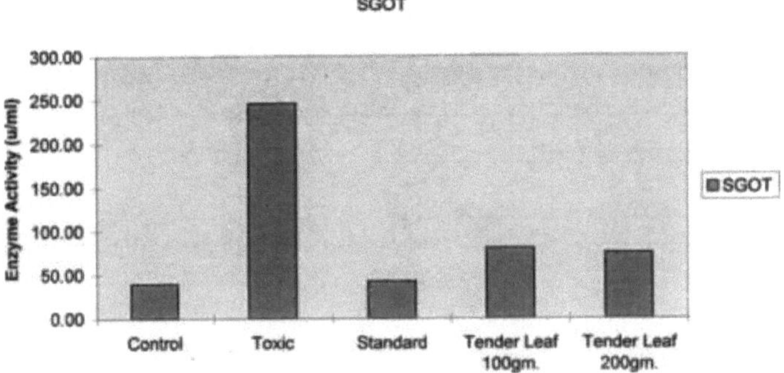

Fig. 25 Resultados da estimativa de SGOT.

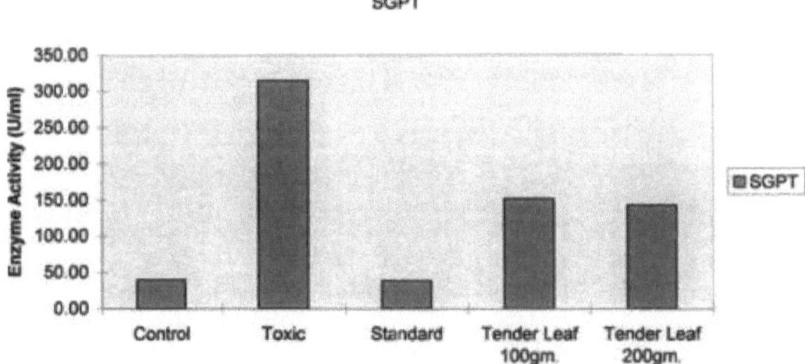

Fig. 26 Resultados da estimativa de SGPT.

3. Determinação da bilirrubina total pelo método de Malloy e Evelyn.

Princípio:

Direto: A bilirrubina (conjugada) associa-se ao ácido sulfanílico diazotizado, formando azobilirrubina, um produto de cor vermelho-púrpura em meio ácido.

Indireta: A bilirrubina (não conjugada) é diazotizada apenas na presença do seu solvente de dissolução (metanol). Assim, a azobilirrubina de cor vermelha púrpura produzida na presença de metanol tem origem nas fracções direta e indireta e representa, portanto, a concentração total de bilirrubina. A diferença e o total dão

Bilirrubina (não conjugada). A intensidade da cor vermelho-púrpura assim desenvolvida é medida a 540 nm.

Bilirrubina + ácido sulfanílico diazotizado Azobilirrubina

Cor vermelho-púrpura a 540nm

Amostra:

Foram utilizados 0,4 ml de soro de todos os 42 animais.

Reagentes: Fornecidos no kit

Reagente 1: Diazo-A

Reagente 2: Diazo-B

Reagente 3: branco de diazoto

Reagente 4: Metanol

Reagente 5: Padrão artificial (10 mg % de bilirrubina)

Preparação de soluções de trabalho :

Reagente Diazo: Imediatamente antes da utilização, misturar 1 ml do reagente **1** com 0,03 ml do reagente **2**.

Procedimento:

Foram preparados quatro tubos de ensaio de cada amostra, como indicado no quadro 36.

Quadro 36 : Preparação da amostra para a bilirrubina.

Conteúdo	Tubos de ensaio

	T1	T2	D1	D2
Soro (ml)	0.1	0.1	0.1	0.1
Água destilada (ml)	0.9	0.9	0.9	0.9
Reagente 3 (ml)	-	0.25	-	0.25
Reagente Diazo (ml)	0.25	-	0.25	-
Água destilada	-	-	1.25	1.25
Reagente 4 : Metanol , (ml)	1.25	1.25	-	-

Os conteúdos em D1 e D2 foram bem misturados e a sua absorvância foi registada a 540 nm.

Os tubos T2 e T1 foram bem misturados no escuro à temperatura ambiente durante 30 minutos e a sua absorvância foi registada a 540 nm.

Foram efectuados os seguintes cálculos

Concentração de bilirrubina total em mg/100ml (A)

= Absorvância de T1- Absorvância de T2 × 10

Absorvância do padrão

Bilirrubina direta (B) = Absorvância de D1 - Absorvância de D2 × 10

Absorvância do padrão

Grupos:

I: Controlo tratado

II: Tratados com CCl4

III: Tratamento padrão com silimarina

IV: Extrato de folhas tenras tratado (100 mg/kg)

V: Extrato de folhas tenras tratado (200 mg/kg)

As figuras 27 e 28 mostram os resultados da bilirrubina total e direta.

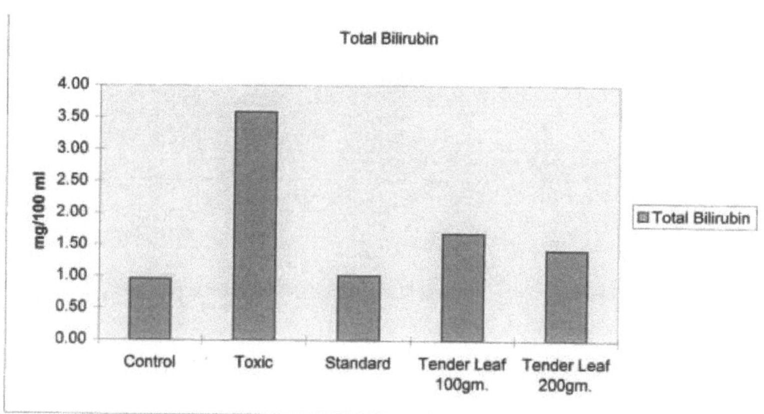

Fig. 27 Results of Total Bilirubin estimation.

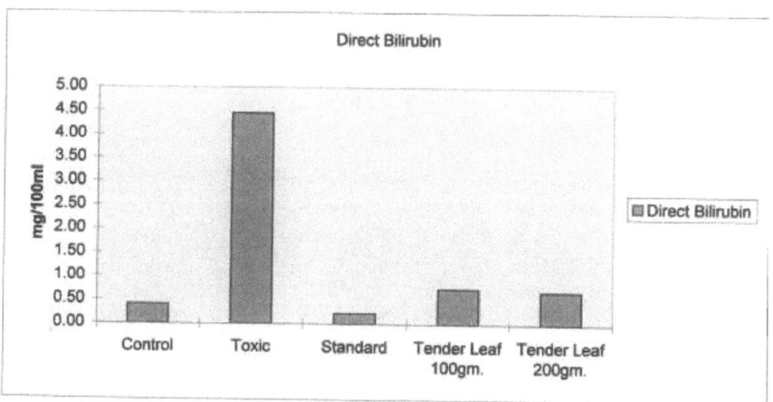

Fig. 28 Results of Direct Bilirubin estimation.

4. Determinação da fosfatase alcalina sérica pelo método de King e King.

Princípio:

A fosfatase alcalina do soro converte o fosfato de fenilo em fosfato inorgânico e fenol a pH 10,0. Os fenóis assim formados reagem em meio alcalino com 4-

Aminoantipirina em presença do agente oxidante ferricianeto de potássio e forma um complexo de cor vermelha alaranjada que é medido espectrofotometricamente a 510 nm.

Fosfatase alcalina

Fosfato de fenilo Fosfato de fenol

PH 10.0

Ferricianeto de potássio

Fenil + 4 - Aminoantipirina Complexo de cor vermelha alaranjada

OH- 510-520 nm

Reagentes: Fornecido no kit

Reagente 1: Substrato tamponado, pH 10

Reagente 2: Reagente cromogénico

Reagente 3: padrão de fenol, 10 mg %

Preparação da solução de trabalho:

Solução 1: Reconstituir um frasco do reagente 1, substrato tamponado, com 2,2 ml de água purificada.

Procedimento:

Foram recolhidos quatro tubos para cada amostra e marcados como branco (B), padrão (S), controlo (C) e teste (T). O conteúdo dos tubos é apresentado no quadro 37.

Tabela 37: Preparação de amostras em branco, padrão, de controlo e de ensaio :

Conteúdo	**Em branco (B)**	**Padrão (S)**	**Controlo (C)**	**Teste (T)**
Solução I (ml)	0.5	0.5	0.5	0.5
Água destilada (ml)	1.5	1.5	1.5	1.5

Misturou-se bem e incubou-se durante 3 min. a 37°C

Soro (ml)	-	-	-	0.05
Padrão de fenol 10mg % (ml)	-	0.05	-	-

Misturou-se e incubou-se durante 15 min. a 37°C

Cromogénio Reagente (ml)	1.0	1.0	1.0	1.0
Soro (ml)	-	-	0.05	-

Misturar bem quatro tubos, como indicado no quadro 37, para toda a amostra e registar a absorvância a 510 nm.

Cálculos :

Atividade da fosfatase alcalina sérica em unidades KA =

Absorvância do ensaio - Absorvância do controlo × 10

Absorvância do padrão - Absorvância do branco

Grupos:

I: Controlo tratado

II: Tratados com CCl_4

III: Tratamento padrão com silimarina

IV: Extrato de folhas tenras tratado (100 mg/kg)

V: Extrato de folhas tenras tratado (200 mg/kg)

A figura 30 mostra os resultados da fosfatase alcalina sérica.

5. Determinação das proteínas totais no soro pelo método de Biureto e Dumas.

Princípio:

Proteína total: As proteínas do soro reagem com o cobre do reagente de Biureto

Meio alcalino para formar um complexo azul-púrpura com máximos de absorção a 550 nm

Soro: O soro necessário para as proteínas totais é de 0,02 ml.

Reagentes: Fornecidos no kit

Reagente 1: Reagente de biureto

Reagente 2: corante de bromocresol tamponado Reagente

Reagente 3: padrão de proteínas.

Procedimento:

Proteína total**:** O reagente de biureto foi utilizado como branco para as proteínas totais.

Padrão: A 3,0 ml de reagente de biureto foram adicionados 0,05 ml do reagente 3 e utilizados como padrão.

Amostras de teste: A 3,0 ml de reagente de biureto foram adicionados 0,05 ml de soro de cada amostra e foram preparadas 30 amostras de teste para 30 animais.

Todas as amostras de ensaio, padrão e branco acima referidas foram bem misturadas e deixadas em repouso à temperatura ambiente. A absorvância das amostras em branco, padrão e de ensaio acima referidas foi registada a 550 nm.

Cálculos:

Proteínas totais do soro, em g/100 ml (X)

$$= \frac{\text{Absorvância do teste} \times \text{concentração da proteína padrão (7 \%)}}{\text{Absorvância do padrão}}$$

A figura 29 mostra o resultado da proteína total.

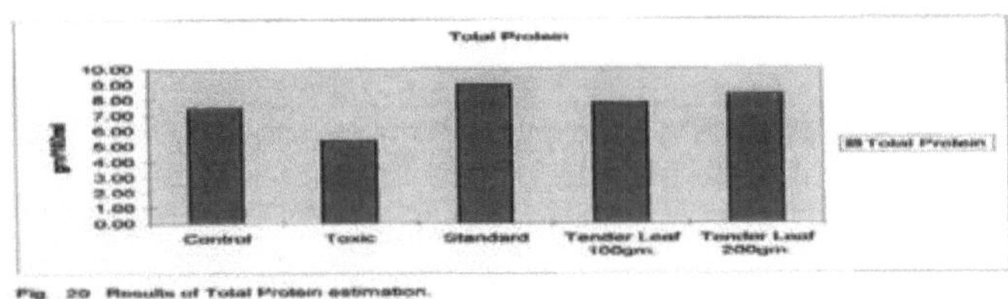

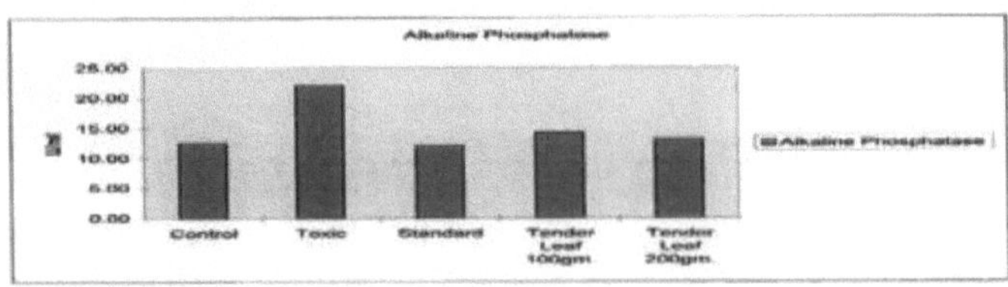

Quadro 38 : Efeito do extrato meatanólico de folhas tenras de *S.nigrum* em vários parâmetros bioquímicos.

Grupos	SGOT (U/ml)	SGPT(U/ml)	Bilirrubina total (mg/100ml)	Direto Bilirrubina (mg/100ml)	Proteína total (g/100ml)	Alcalino Pliospliatase(UAiil)
I	39.50±0.216	39.70±0.187	0.958±0.010	0.405±0.006	7.450±0.062	12.55±0.128
II	245.50±2.407	314.20±1.147	3.578±0.087	4.439±0.014	5.382±0.138*	22.07±0.780
III	42.57±0.605*	38.21±0.420*	1.015±0.001*	0.223±0.001*	8.945±0.057	12.01±0.162*
IV	80.16±0.049*	151.53±0.457*	1.680±0.018*	0.741±0.002*	7.733±0.124*	14.24±0.142*
V	74.79±0.343*	142.31±0.696*	1.417±0.007*	0.6855±0.001*	8.312±0.103	13.16±0.021*

Análise estática:- Para determinar as diferenças significativas entre os grupos, cada parâmetro foi analisado separadamente e foi efectuada uma análise de variância (ANOVA) unidirecional. O teste de Dunnett foi utilizado para compressões individuais. Os valores representam a média ± EP, n = 6, *P< 0,01 vs CCl4: análise unidirecional e teste de Dunnett.

5(ii) Estudos histopatológicos dos tecidos hepáticos

Os ratos foram sacrificados sob anestesia ligeira com éter e os seus fígados foram retirados e lavados com solução salina normal. Foram recolhidos pequenos pedaços da secção do fígado (tecidos) em solução salina formal tamponada a 10% para fixação adequada. Os tecidos fixados foram então submetidos a um procedimento de análise como se segue: Coloração de rotina com Hematoxilina e Eosina:-várias etapas envolvidas nesta coloração foram

1. **Desidratação:- O** conteúdo de água dos tecidos foi substituído utilizando concentrações crescentes de etanol:- Álcool a 80% - 1 h, álcool a 95% - 1 h (2 mudanças), álcool a 100% - 1 h

2. **Clarificação: -** O reagente utilizado para a clarificação deve ser miscível com o desidratante e a parafina; quando o desidratante é removido, o tecido clarifica e torna-se translúcido, o que significa que o processo está concluído. Foi utilizado xileno como agente de limpeza.

3. **Impregnação: - A** remoção completa dos agentes de limpeza por substituição foi efectuada com parafina, uma vez que esta penetra no tecido. A impregnação foi efectuada com um banho de parafina durante 3 h. Foi utilizada parafina com um ponto de fusão de 56-58°C. Foram tomadas precauções para evitar o aquecimento 5°C acima do ponto de fusão da parafina, o que poderia encolher e endurecer o tecido. Os tecidos foram então moldados num bloco de parafina.

4. Os blocos foram mantidos para congelação. O bloco congelado foi então cuidadosamente retirado e foram cortadas secções do tecido, com 5-6µ de espessura, com a ajuda de um micrótomo rotativo (Belur, *et.al.,* e Luna)

5. A secção de ribbion foi feita e flutuada em água morna e depois colocada em lâminas de vidro para remover as rugas, ligeiramente aquecidas e secas.

6. **Hidratação**: - As secções foram hidratadas com xileno durante 2 minutos e com álcool a 70% durante 5 minutos, sendo depois lavadas com água destilada.

7. **Coloração**: - As secções foram coradas com hematoxilina a 1% (3 min.), lavadas com água destilada e, em seguida, adicionou-se eosina a 1% em álcool a 90% durante 1 min. e secou-se a lâmina.

8. A secção corada foi então coberta com o agente de montagem DNP e a lamela foi colocada cuidadosamente sobre a secção, tendo o cuidado de não permitir a entrada de bolhas de ar nas lâminas permanentes, que foram observadas com várias ampliações no microscópio Olympus (Olympus Vanoz-s-AH-2, Japão) e as fotografias foram tiradas com a ajuda de uma câmara ligada ao microscópio.

OBSERVAÇÃO HISTOPATOLÓGICA NO TECIDO HEPÁTICO DE RATOS ALBINOS WISTAR MACHOS:

Grupo de controlo: As amostras de fígado apresentaram uma arquitetura normal sem qualquer degeneração ou necrose. Hepatócitos normais vistos em padrão de cordão com trajetos portais e veia central (Figura 31,32)

Grupo tóxico: Observavam-se alterações gordas proeminentes em todo o lóbulo do fígado. Estavam presentes áreas focais de necrose e inflamação da parede da veia central (Figura 33,34)

Grupo padrão, tratado com silimarina: As amostras de fígado apresentaram um aspeto quase normal, tanto na arquitetura como no aspeto morfológico dos hepatócitos. Foram observadas poucas células com alterações de gordura (Figura 35,36)

Extrato de folha tenra (100mg/kg) :

As amostras de fígado deste grupo mostraram uma recuperação significativa com desaparecimento da necrose, alterações gordas restritas à zona centrípeta com preservação dos hepatócitos periportais (Figura 37,38)

Extractos de folhas tenras (200mg/kg):

As amostras de fígado neste grupo mostraram uma recuperação significativa, exceto alterações ligeiras da gordura e ausência de necrose (Figura 39,40)

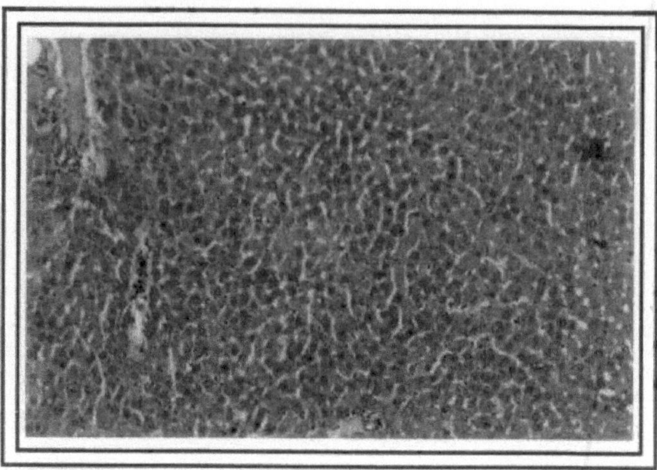

Fig. 31 Low power photomicrograph of liver from control group animal showing normal hepatocytes seen in cord pattern with portal triads and central vein. (H&E x 100)

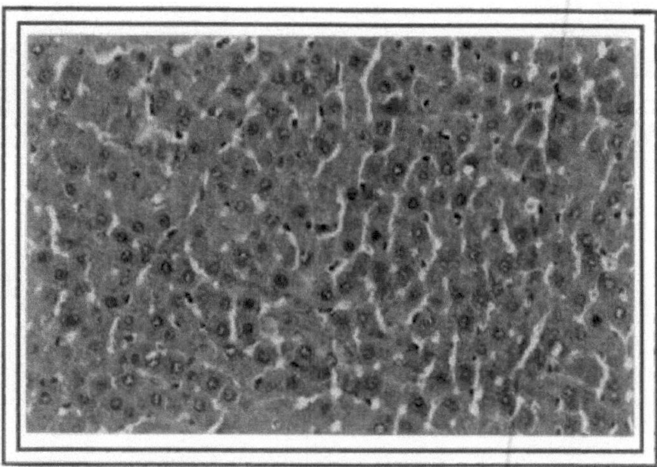

Fig. 32 High power photomicrograph of liver from control group animal showing a typical portal triad composed of portal vein, hepatic artery and bile duct. (H&E x 400)

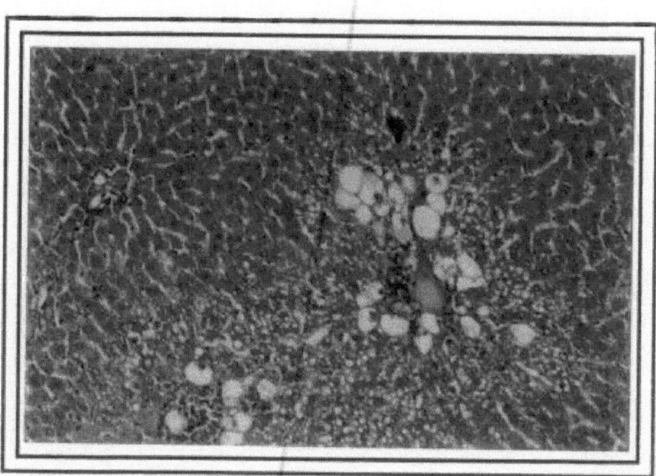

Fig. 33 Low power photomicrograph of liver from animal from toxic control group treated with 2ml/kg of CCl_4 showing diffuse fatty change across hepatic lobule with a focus of necrosis. There is also necrosis and inflammation of the wall of the central vein present. (H&E x 100)

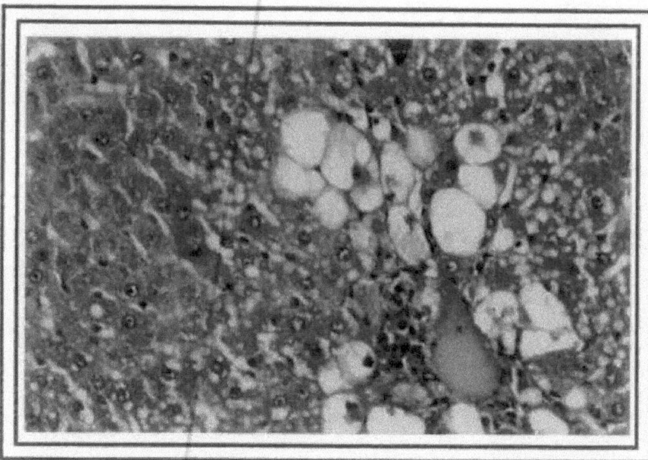

Fig. 34 High power photomicrograph of liver from animal treated with 2ml/kg of CCl_4 showing the necrotic focus with numerous vacuolated hepatocytes. (H&E x 400)

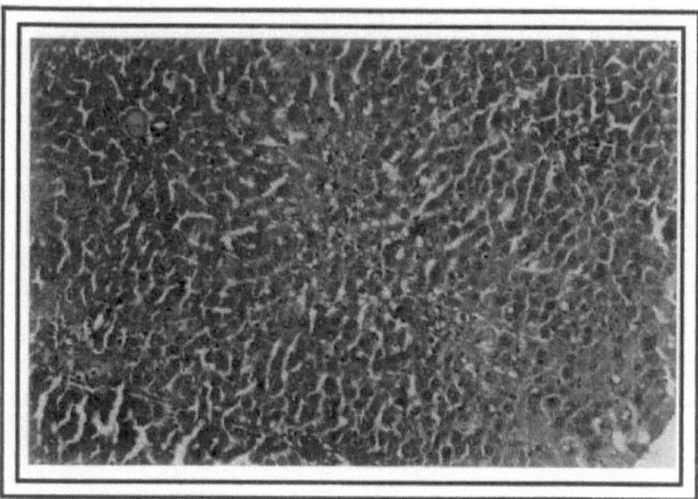

Fig. 35 Low power photomicrograph of liver from animal treated with CCl_4 and Silimarine showing normal appearance of liver parenchyma. Occasional cells with fatty change seen. (H&E x 100)

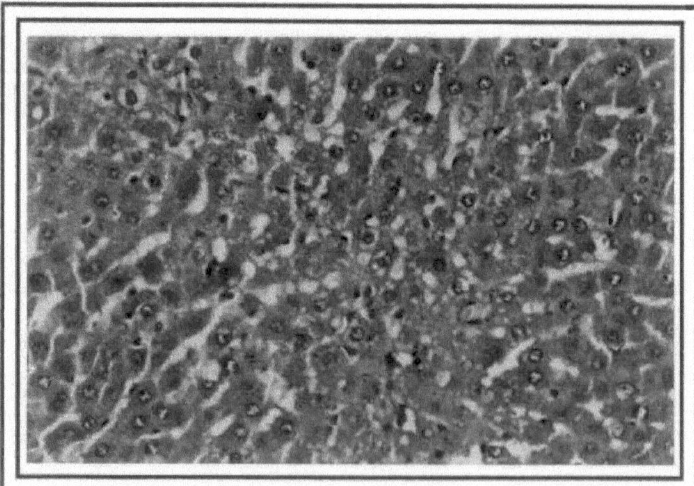

Fig. 36 High power photomicrograph of liver from animal treated with CCl_4 and Silimarine showing normal hepatocytes in the periportal and mid zonal areas. (H&E x 400)

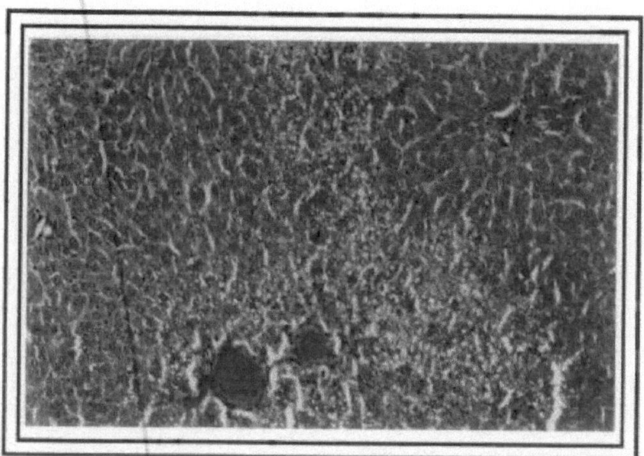

Fig. 37 Low power photomicrograph of liver from animal treated with CCl_4 and leaf extract showing fatty change restricted to centrilobular zone with sparing of periportal hepatocytes. (H&E x 100)

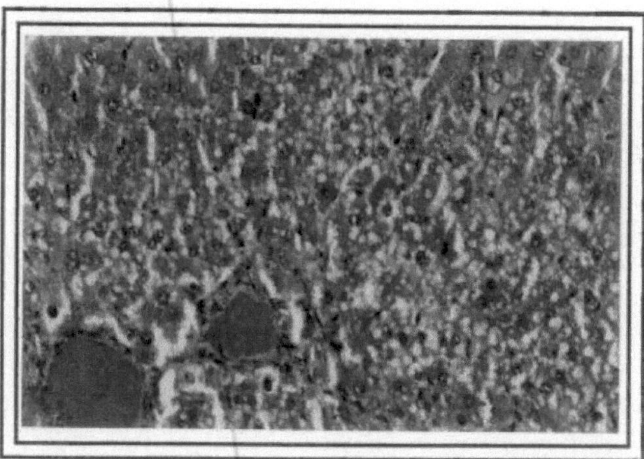

Fig. 38 High power photomicrograph of liver from animal treated with CCl_4 and leaf extract showing a portal triad with normal hepatocytes in periportal and mid zones and fatty change in centrizonal hepatocytes.(H&E x 400)

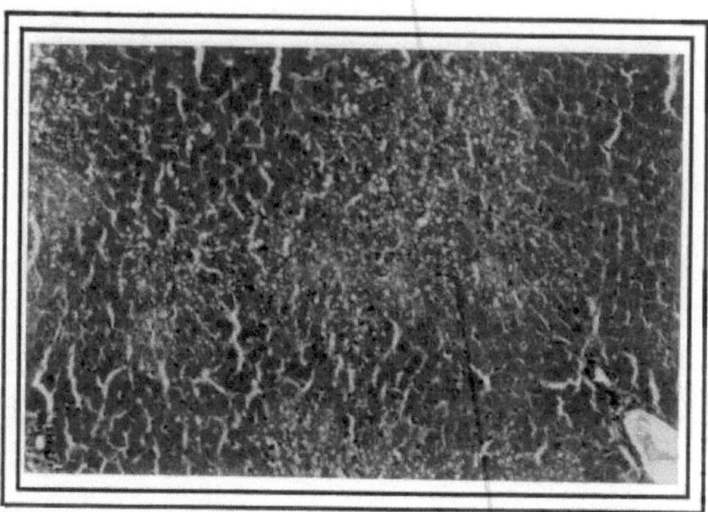

Fig. 39 Low power photomicrograph of liver from animal treated with CCl_4 and leaf extract showing mild fatty changes (H&E x 100)

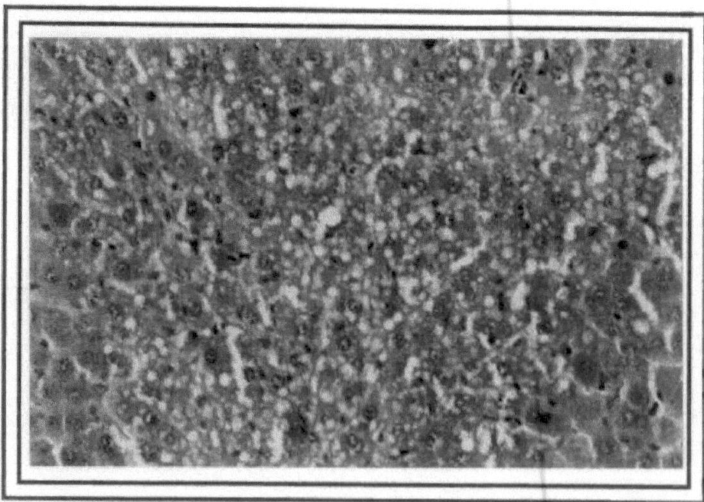

Fig. 40 High power photomicrograph of liver from animal treated with CCl_4 and leaf extract showing mild fatty changes (H&E x 400).

CAPÍTULO - 5

RESULTADOS E DISCUSSÃO

A qualidade consistente dos produtos de origem vegetal só pode ser alcançada se os materiais vegetais de base forem definidos de forma rigorosa e pormenorizada. A caraterização de um medicamento à base de plantas é, portanto, essencial para permitir o estabelecimento de especificações que sejam simultaneamente abrangentes e relevantes. O presente estudo foi uma tentativa na direção acima referida para a utilização útil das folhas como um ingrediente essencial das formulações hepatoprotectoras.

Os estudos sobre os parâmetros de normalização das folhas tenras e maduras de *Solanum nigrum* revelaram que havia uma diferença acentuada nos valores obtidos em todas as experiências. O teor de tanino (Tabela 11,12) das folhas tenras e maduras foi de 29,43% e 25,25%, respetivamente. Observou-se uma diferença acentuada no comportamento de fluorescência e no efeito de diferentes reagentes químicos (quadros 14 e 15) no pó de droga bruta de folhas tenras e maduras de *Solanum nigrum*.

O rastreio fitoquímico da droga em bruto indicou a presença de alcalóides, hidratos de carbono, glicosídeos, compostos fenólicos e taninos, flavonóides, proteínas e aminoácidos livres, saponinas, esteróis, compostos ácidos, lípidos e gorduras (quadro 16) nas folhas tenras e maduras de *Solanum nigrum.*

O perfil TLC e o perfil de impressão digital HPTLC das folhas tenras e maduras de *Solanum nigrum* mostraram a presença do número máximo de manchas nos extractos metanónicos das folhas tenras (7) e maduras (5) em Tolueno: Clorofórmio: Acetato de etilo: Ácido acético (Quadro 17,18) neste sistema de solventes quando visualizado em ácido vanilino-sulfúrico. Enquanto que o perfil de impressão digital HPTLC mostrou o número máximo de manchas nos extractos metanónicos de folhas tenras (19) e maduras (15) no mesmo sistema de solventes (Quadro 19,20).

O extrato metanólico das folhas maduras de *Solanum nigrum* submetido a cromatografia em coluna de gel de sílica produziu vários compostos como éster alifático (SN-1), éster alifático (SN-2), gliceril - 1,3- difosfato (SN-3), éter dietílico tri-hidroxibenzeno (SN-4), acetato de β-sitosterol (SN-5), Lup-20- (29) β-ol (SN-6) e Nigralanostenona (SN-7).

Atividade hepatoprotectora, Estudos bioquímicos no soro e estudos histopatológicos dos tecidos do fígado nas folhas tenras de *Solanum nigrum* revelaram os seguintes resultados:

O presente estudo revela a atividade anti-hepatotóxica dos extractos metanólicos de folhas tenras contra uma hepatotoxina bem conhecida, o tetracloreto de carbono (CCl4). Os níveis elevados de enzimas séricas são indicativos de fuga celular e perda de integridade funcional da membrana celular devido à toxicidade produzida pelo CCl4. Um aumento significativo da concentração de transaminases séricas, nomeadamente SGOT (AST) e SGPT (ALT), pode ser considerado como um índice de lesão hepática. Em geral, induz a deposição de gordura no fígado e a necrose celular e desempenha um papel significativo na depleção de GSH, no aumento da peroxidação lipídica, nos danos nas membranas, na depressão da síntese proteica e na perda de atividade enzimática. Devido à sua localização citoplasmática, as enzimas marcadoras de danos SGOT, SGPT e LDH são libertadas no soro.

Foi demonstrado que os extractos protectores, a sua ação contra a lesão hepática induzida pelo CCl4, através da redução da peroxidação lipídica mediada pelo CCl4, quer através da diminuição da produção de derivados de radicais livres, quer devido à atividade anti-oxidante do próprio agente protetor.

Grupo I : (Ratos normais tratados com CCl4 ou extrato de folhas); têm valores normais de SGOT (39,**50±0**,216)u/l, SGPT (39,**70±0**,187)u/l, ALKP (12,**55±0**,128) u/l, TB (0,**958±0**,010)mg/100ml, DB(0,**4052±0**,006)mg/100ml e TP(7,**450±0**,062)g/dl

Histopatologia: Após 4 dias de estudo, não foram observadas alterações nem sinais de degeneração na secção do fígado. Foram observados hepatócitos normais em padrão de cordão com tríades portais e veia central (Figura 31,32)

Grupo II : (Tóxico - ratos tratados com CCl4); verificou-se que estes ratos possuíam valores elevados de SGOT (245,**50±2**,407)u/l, SGPT (314,**20±1**,147)u/l, ALKP (22,**07±0**,780) u/l, TB (3,**578±0**,087)mg/100ml, DB(4,**439±0**,014)mg/100ml e TP(5,**382±0**,138)g/dl

Histopatologia: Foram observadas alterações gordurosas proeminentes em todo o lóbulo do fígado. Estavam presentes áreas focais de necrose e inflamação da parede da veia central (Figura 33,34).

Grupo III : (Grupo padrão, tratado com silimarina); O valor de SGOT (42,**57±0**,605)u/l, SGPT (38,**21±0**,42)u/l, ALKP (12,**01±0**,16) u/l, TB (1,**01±0**,001)mg/100ml, DB(0,**223±0**,001)mg/100ml e TP(8,**945±0**,057)g/dl

Histopatologia: As amostras de fígado mostraram uma boa recuperação com ausência de necrose e foram observadas poucas células com alterações gordas (Figura 35,36).

Grupo IV : (Extrato de folha tenra 100mg/kg); O valor de SGOT (80,16±0,049)u/l, SGPT (151±0,45)u/l, ALKP (14,24±0,14) u/l, TB (1,68±0,01)mg/100ml, DB(0,741±0,002)mg/100ml e TP(7,733±0,124)g/dl

Histopatologia: As amostras de fígado deste grupo mostraram uma recuperação significativa com desaparecimento da necrose, alterações gordas restritas à zona centrípeta com preservação dos hepatócitos periportais (Figura 37,38).

Grupo V : (Extrato de folha tenra 200mg/kg); Os níveis de SGOT (74,**79±0**,343)u/l, SGPT (142,**31±0**,69)u/l, ALKP (13,**16±0**,021) u/l, TB (1,**417±0**,007)mg/100ml, DB(0,**685±0**,001)mg/100ml e TP(8,**312±0**,103)g/dl

Histopatologia: As amostras de fígado neste grupo mostraram uma recuperação significativa, exceto alterações ligeiras da gordura e ausência de necrose (Figura 39,40).

A atividade hepatoprotectora pode dever-se à presença de flavonóides e esteróis, tal como referido no rastreio fitoquímico preliminar do medicamento em bruto (Handa, *et.al.,*1986)

CAPÍTULO - 6

Conclusões

O Solanum nigrum é um medicamento hepatoprotector importante nos sistemas de medicina tradicional indianos. O presente estudo foi uma tentativa no sentido de padronizar as folhas tenras e maduras de *Solanum nigrum*, caraterizar os constituintes isolados das folhas maduras e a utilização útil das folhas tenras como medicamento hepatoprotector.

No presente estudo, foi feita pela primeira vez uma tentativa de padronizar as folhas de *Solanum nigrum.* Os resultados obtidos indicam claramente a diferença entre as folhas tenras e maduras da droga. A autenticação botânica e os parâmetros físico-químicos darão uma ideia da qualidade do medicamento.

O perfil TLC e o perfil HPTLC do medicamento servirão de referência para a aprovação rápida do controlo de qualidade do medicamento. Ajudará a relacionar a identidade botânica com o perfil dos constituintes químicos da planta.

Os novos constituintes químicos; Nigralanostenona (SN-7), Éter dietílico trihidroxibenzeno (SN-4) isolados e caracterizados a partir das folhas maduras da droga pela primeira vez ajudarão a atribuir à droga em bruto um novo marcador químico.

A atividade hepatoprotectora, os estudos bioquímicos no soro e os estudos histopatológicos foram realizados pela primeira vez nas folhas tenras do medicamento. Os resultados são muito encorajadores e justificam claramente a utilização das folhas tenras como medicamento hepatoprotector. A atividade hepatoprotectora promissora pode levar ao isolamento de compostos activos quimicamente definidos das indústrias farmacêuticas modernas e a misturas de medicamentos à base de plantas para incorporação em medicamentos modernos.

Em conclusão, as presentes investigações são significativas. No entanto, sugere-se que é necessário mais trabalho para quantificar os constituintes activos presentes nas folhas tenras e maduras de *Solanum nigrum* por HPTLC.

São necessários mais trabalhos para isolar e caraterizar os constituintes activos responsáveis pela atividade farmacológica.

CAPÍTULO - 7

RESUMO

Solanum nigrum Linn. (Família Solanaceae), tenra e folhas, foram colhidas no Herbal Garden, Jamia Hamdard, Nova Deli. As folhas tenras e maduras de *Solanum nigrum* foram classificadas com base nas seguintes características, de acordo com as directrizes da OMS:

Padronização botânica, Padronização físico-química, Perfil químico das folhas de Solanum nigrum, o perfil de impressão digital HPTLC dos extractos metanólicos de folhas tenras e maduras mostrou o número máximo de manchas, ou seja, 19 e 15, respetivamente. O extrato metanólico de folhas maduras continha um constituinte esteroidal denominado Nigralanostenona, que foi isolado de éter de petróleo: eluentes de clorofórmio de uma coluna de gel de sílica. A eluição da coluna com éter de petróleo: clorofórmio produziu trihidroxibenzeno de éter dietílico, um novo constituinte aromático isolado de fonte natural pela primeira vez.

A atividade hepatoprotectora foi realizada com extractos metanólicos de folhas tenras de *Solanum nigrum, tendo sido obtidos* resultados significativos.

REFERÊNCIAS

Aggarwal,NW.;Prasad,B.;Sharma,M.;Sharma,BB.(1983) : Papel do Liv. 52 na cirrose infantil indiana, com especial referência ao seu efeito nos níveis de Alfa-I-Anti-Tripsina, Probe, **22** (4), 243-250.

Aletor,V.A.and Adeogun,O.A.(1995) : Ntrient and anti-nutrient components of some tropical leafy vegetables, Food Chem. **53**, 375-379.

Ali, M. (1997): Text book of Pharmacognosy, CBS Publisher and Distributors, Shahdara, Delhi, 1-16.

Anónimo (1972). Wealth of India, Raw Materials **VIII**, PID, CSIR. 391-392.

Anónimo (1992). Riqueza da Índia, Matérias-primas **IX**, PID, CSIR. 300-302.

Anubha, S.Handa, S.S. (1995): Atividade hepatoprotectora de *Apium gravealens* e *Hygrophila auriculata* contra a intoxicação por Paracetamol (PCM) e Tioacetamida em ratos, J.Ethno. **49**,119-126.

Armitage, P.Berry, G. (1985): Statical methods in medical research 2nd edition, Blackwell scientific publication London, 201-203.

Ashgan,Y.;Hifny Saber,A.;Balbaa,S.I.(1963) : Estudo fitoquímico de *S.nigrum*, Bull.Fac.Pharm. **2** (1), 51-64.

Farmacopeia Ayurvédica da Índia (1996). **Vol-1**, 1st edn, Ministério da Saúde e do Bem-Estar Familiar, Governo da Índia, Nova Deli, p.137.

Bahr,B.;Hansel,R.(1982) : Propriedade imunomoduladora da Solasodina, Planta Med., **44** (1), 32-33.

Belur, B.Kandaswamy, N.: Laboratory technique in histopathology in Mukherjee, K.L.ed.Medical laboratory Technology- A procedure manual for routine diagnostic tests, Tata Mc.Graw Hill Co.Ltd Delhi-2, **II, 1124-1188**.

Bhatt,P.N.;Bhatt,D.P.;Sussex,I.(1983) : Estudos sobre alguns factores que afectam o teor de solasodina em culturas de tecidos de *S.nigrum*, Physiol. Plant, **57** (1), 159-162.

Bhaumic,A.;Sharma,M.C. (1993) : Eficácia terapêutica da formulação à base de plantas na hepatopatia induzida em ovinos, Journal of Research and Education in Indian Medicine, **12** (1), 33-42.

Bhiravamurty,PV.;Rethy,P(1984) : Origem e evolução de formas tetraplóides no complexo *S.nigrum*, Proc. Indian Acad. Sci., 93(5), 553-560.

Bhutani,K.K.(2000): Strategies for R &D in Natural Products for the New Millennium, JPAS, **2**(1); 91-98.

Bose,B.;Ghosh,C.(1980) : Estudos sobre a variação dos constituintes químicos de *S.nigrum*, bagas maduras e não maduras, J. Inst. Chem. Calcutá, **52** (Pt II) [9 ref.], 83-84.

Bradley,V.;Collin,D.J.;Crasbe,P.G.;Eastwood,F.W.;Irvine,M.C.;Swan,J.M.;Symon,D. E. (1978) : A survey of Australian Solanum plants for potentially useful sources of Solasodine, Aust. J. Bot., **26**, 723-754.

Chandra Prabha,D.;Annapurani,S.;Murthy,M.K. (1996) : A study on membrane structural alteration in the mice treated with plant extracts, Indian Journal of Nutrition and Dietetics, **33** (7), 158-162.

Chandra Prabha,D.;Annapurani,S.;Murthy,M.K. (1996) : Teste da mutagenicidade / comutagenicidade / antimutagenicidade de *S.nigrum,* pela estirpe mutante oxidativa Salmonella typhimurium TA 102, Indian Journal of Nutrition and Dietetics, **33** (6), 128-132.

Charles, S.L., Rolf, T., Yasushi, H., Leonore, M.D., (1975): Differences in hepatic metabolic changes after acute and chronic alcohal consumption,Fed. Proc. **31**,20602074.

Chaudhary RD (1996). Herbal Drug Industry, 1st edn, Eastern Publication, New Delhi, p.1.

Chaudhri,R.D.(1996) :Herbal Drug Industry,1st \ edition, Eastern Publication, New Delhi, India,1-5.

Chopra,R.N.;Nayar,S.L.;Chopra,L.C. (1956) : Glossário de plantas medicinais indianas, CSIR, Nova Deli, 229.

Doreswamy,R e Sharma,D.(1995) : Drogas vegetais para o tratamento de doenças do fígado, Indian Drugs, **34**(4), 139-154.

Douglas,A.(2000) :Pharmacognosy in 21st century.J.Pharm.Pharmacol.,**53**,135-148.

Duma, B.T. (1971): Clin. Chem. Ata, **31**, 87-96.

Edward, A.S. (1975): Bebida alcoólica, sua produção e efeitos, Fed.Proc.34 (11), 2038-2044.

EI-Ashaal, H.A.; Ghanem,S.A.; Melek,F.R.; Kohail,M.A.;Hilal,S.H.(1999) : Produção de alcalóides a partir de plantas regeneradas de Solanum, Fitoterapia, **70** (4), 407-411.

Eltayed,E.A.; Al-Ansari,A.S.;Roddick,J.G.(1997) : Changes in the steroidal alkaloid solasodine during development of *S.nigrum*, Phytochemistry, **46** (3), 489-494.

Gargye,AK.;Ram.(1983) : Um ensaio clínico do xarope 'B-Liv. Syrup on malnutrition, Med. Surg., **23** (8), 41-43.

Gnanasabitha,R.;Vembu,G.;Vasanthi,S.;Manian,K.;Selvaraj,P.(2000) : Química estimulação do desempenho das plântulas em *S.nigrum*, Journal of Medical and Aromatic Plant Sciences, **22** (Suppl.1), 67.

Goel,AK.;Bhattacharyya,UC.(1981) : Uma nota sobre algumas plantas consideradas eficazes no tratamento da iterícia (hepatite), J. Econ. Tax. Bot., **2**, 157-159.

Handa, S.S.(2003) :Herbal Drugs : Resurgence, opportunity and Competition, Proceeding of UGC Refresher Course, 15 Feb-7 March.

Handa,S.S.;Sharma,A.;Charkaborti,K.K.(1986) : Produtos naturais e plantas como fármacos protectores do fígado, Fitoterapia, L **VII** (5), 307-352

Handa,S.S.;Sharma,A.;Charkaborti,K.K.(1986) : Natural Products and Plants as liver protecting Drugs, Fitoterapia, L **VII** (5), 307-352.

Harborne JB (1998). Photochemical Methods - A guide to modern technique of plant analysis, 3rd edn, Champan & Hall, UK.

Heildebert W, Sabine B (1996). Plant Drug Analysis, Springer Verlin, Nova Iorque.

Ikeda,T.;Tsumagari,H.;Nohara,T.(2000) : Oligoglicosídeo esteroidal de *S.nigrum,* Boletim Químico e Farmacêutico, **48** (7), 1062-1064.

Jan G, Finn S (1991). A Indústria de Plantas Medicinais, p.23.

Kail, O.L. (1995): Alcoholic liver disease, Pathobiological aspect, J.Hepatology, 23(suppl.1), 7-15.

Kapoor, V.K., Gupta, S.C., (1978): Fundamentals of applied statistics, S.Chand and Sons Delhi, 5.7-5.8.

Khanna,P.;Bhargava,C.;Rathore,A.K.(1980) : Incoporação de colesterol em culturas de suspensão de *S.nigrum*, J.Pharm.Sci., **21** (1-2), 165-168.

King, P.R.N. e King E.J.(1954) : J.Clin.Path., **7**,322.

Kiritikar,K.R.;Basu,B.D. (1980) : Indian Medicinal Plants, Allahabad,India, **2,** 1748-1751.

Kobayashi, H.;Hu,K.;Dong,A.;Jing,Y.;Iwasaki,S.;Yao,X. (1999) : Agentes antineoplásicos III, glicosídeo esteroidal de *S.nigrum*, Planta Medica, **65** (1), 35-38.

Kothekar,VS.(1983) : Estimulação induzida por raios gama em *S.nigrum* L. Curr. Sci., **52**

Kothekar,VS.(1986) : Poliploidia e sensibilidade a mutagénicos químicos em *S.nigrum* L. Curr. Sci., **55** (15), 726-727.

Lakashmi,P.T.V.;Anand,N.(2000) : Aplicação de exsudados de cinobactérias em plantas medicinais, Journal of Medical and Aromatic Plant Sciences, **22** (Suppl.1),84.

Liang,Y.;Wang,N. (1986) : Estudo preliminar do efeito antitumoral da injeção de medicamentos tradicionais chineses, Chin. J. Integ. Trad. West. Med., **6** (9), 549-551.

Luna, L.G.: Mannual of histological staining, Method of Armed Forces Institute of Pathology London, 1-31.

Malla, CN.;Surinder,Singh.(1982) : Liv. 52 em casos de queimaduras, Probe, **22** (1), 24-27.

Malloy, HT.Evelyn K.A.J. (1937) : Biol. Chem., 119-481.

Mathur ,S.;Prakash,AO.;Mathur,R. (1987) : Effect of Liv. on blood sugar in beryllium nitrate exposed rats, Curr. Sci., **56** (7), 322-325.

Mitra,S.K.;Venkataranganna,M.V.;Gopumadhavan,S.;Sundaram,R. (1999) :

Atividade anticolestática de HD-03, uma formulação herbal na colestase experimental induzida por tioacetamida, , Indian Journal of Experimental Biology, **37** (4), 409410.

Mukherjee PK (2002). Quality Control of Herbal Drugs, I[st] edn, Business Horizons Pharmaceutical Publisher, Delhi.

Nadeem,M.;Hussain,S.J. (1996) : Atividade anti-inflamatória de *S.nigrum* Linn. Bagas, Hamdard Medicus, **39** (1-4), 25-27.

Nobert Tietz (1970): Fundamentals of Clinical Chemistry, W.B. Saunders Company, U.S.A., 447

Nohara,T.;Yahara,S.;Kinjo,J. (1998) : Glicosídeos bioactivos de plantas de Solanáceas, Ciências de Produtos Naturais, **4** (4), 203-214.

Panday,VN.(1985) : Estudo farmacológico de alguns dos efeitos cardiovasculares de *S. nigrum,* utilizado no tratamento de doenças do fígado - um relatório preliminar, Bull. Med. Ethno. Bot. Res., **6** (2-4), 107-114.

Parui,S.;Mondal,A.K.;Mandal,S.(1996) : Protein and free amino acid composition of the pollen of *S.nigrum*, Journal of the Natural Botanical Society, **50** (1 and 2) 89-92.

Perez,G.R.M.;Perez,L.J.A.;Garcia,D.L.M.;Sossa,M.H. (1998) : Neuropharmacological activity of *S.nigrum* fruits, Jouranal of Ethnopharmacological, **62** (1), 43-48.

Pharmacopoeial standards for Ayurvedic formulations (1987): Conselho Central de

Investigação em Ayurveda e Sidha, Ministério da Saúde e do Bem-Estar Familiar, Governo da Índia, Nova Deli, p.493.

Prashanth Kumar,V.;Shashidhara S,Kumar M.M.;Sridhara B.Y. (2001) :

Papel citoprotector da *S.nigrum,* contra danos in vitro nas células renais induzidos pela gentamicina (células vero), Fitoterapia, **72** (5), 481-486.

Prashar,R.;Ashok,Kumar. (1994) : Ação quimiopreventiva da Liv. 52 sobre a papilomagénese induzida por DMBA na pele de ratinhos, Indian Journal of Experimental Biology, **32** (9), 643-646.

Quality Control Methods for Medicinal Plant Materials, OMS, (1998), Genebra.

Raina MK (1993). Specification for herbal drugs, *Indian J. Natural Products,* **9**, 12.

Rao,GR.(1982) : Uma hipótese sobre poliploidia e evolução de *S.nigrum* L. Sci. Cult., **48** (6), 206-207.

Rastogi,R.P.and Mehrotra,B.N. (1991) : Compendium Indian Medicinal Plants, **2**, PID, CSIR, New Delhi, 632.

Reitman, S., e Frankel, S. (1957): Am. J. Clin. Path. **28**,56

Rivendra, K., Subhash, P., Arunak, (1994): Effect of hepatoprotective Ayurvedic drugs on lysosomal enzymes during hepatic injury induced by single dose of Carbon Tetrachloride, Ind.J.Exp.Bio.**34**, 328-332.

Saijo,B.;Murakami,K.;Tomimatsu,T.;Sato,A.(1982) : Estudos sobre as bagas imaturas de *S.nigrum*, Fac. Pharm. Sci.,**102** (3), 300-305.

Samnelsson G, Kyeremater G, e Farah MH (1985). *J. Ethnopharmacol,* **14**, 193.

Sarine YK (1993): Controlo de Qualidade de Medicamentos à Base de Plantas, *Indian J. Natural Products,* **10**, 35.

Sarwat Sultana,Shahid Perwaiz,Mohammad Iqbal,Mohammad Athar. (1995) : O extrato bruto das plantas hepatoprotectoras *S.nigrum* e *cichorium intybus* inibe os danos no ADN mediados por radicais livres, Journal of Ethnopharmacology, **45** ,

189-192.

Scheur, P.F., Simson, W.I., Gear, F.H.S.Shrelock, S., (1987): Hepatite viral e outras doenças virais e infecciosas, In: Roderick, N.M., Peter, P.A., Peter, J.S., eds. Pathology of liver 2nd edition London, Churchill livingstone, 201-264.

Schreiber,K.(1958) : Ocorrência de glicosídeos de solasodina em *S.nigrum* e sua utilização industrial, Planta Med. **6**, 435-439.

Sexena,A.;Garg,NK.(1981) : Effect of Liv. 52 nos lípidos das membranas em ratos com hepatotoxidade induzida por tetracloreto de carbono, Indian J. Exp. Bio., **19** (9), 859-862.

Shaig Ali,M.;Azhar,Iqbal.;Ahmad,V.U.;Vsmanghani,Khan. (1998) : Algumas plantas medicinais importantes e suas utilizações, Hamdard Medicus, **41** (1-4), 96-100.

Sharma,SC.;Chand,R.;Sati,O.;Sharma,AK.(1982) : Uttronin B- a new spirostanoside from *S.nigrum*, Pharmazie, **37** (12), 870.

Sharma,SC.;Chand,R.;Sati,O.;Sharma,AK.(1983) : Oligofurostanosides from *S.nigrum*, Phytochemistry, **22** (5), 1241-1244.

Siddiqui,NH.(1981) : Indução de tetraploidia no complexo *S.nigrum* L. Curr.Sci., **50** (1), 28-29.

Singh,RN.;Roy,SK.(1982) : Uma contribuição para a citologia do complexo *S.nigrum*. Curr. Sci., **51**(11) [6 ref.], 572-573.

Standardization of single drugs of Unani Medicine, (1987), Part-I, CCRUM, New Delhi, p81 - 85.

Suja,V.;Sharmila,S.L.;Shyamala Devi,C.S. (1997) : Efeito protetor de Liv. 52 e Liv. 100, formulação ayurvédica na pré-oxidação lipídica em homogenato de fígado de rato - um estudo in vitro, Indian Journal of Experimental Biology, **35** (1), 50-52.

Suja,V.;Shayamaladevi,C.S. (1997) : Liv. 100 inibe a peroxidação lipídica induzida por CCL4 no fígado de ratos, um estudo in-vitro, Current Sciences **72** (1), 72-74.

Sulochana,G.;Kausalya,S.;Padmanabhan,L.;Durairajan,S.(1984) : Efeito de certos extractos de plantas na heamólise induzida por cloropromazina de eritrócitos humanos normais in vitro Um relatório preliminar, Clinician, **48** (12), 460-464.

Tandon,S.L.and Rao,G.R. (1996) : Interrelação com o complexo *S.nigrum*, Indian J. of Genetics and plant breeding, **26** , 130-140.

The Ayurvedic Pharmacopia of India part I, **2,** 1st edition, Printed by National Institue of Science Communication, CSIR, New Delhi, 66-68.

Toro, G. e Ackermann, p. G. (1975): Practical Clinical Chemistry, 1st Edition, Little, Brown and Company, 484.

Van Gelder,WMJ.(1984) : Uma nova técnica de hidrólise para os glicoalcalóides esteroidais, J. Sci. Food Agric., **35** (5), 487-494.

Wijeskera ROB (1991). The medicinal Plant Industry, CRC Press, Bostech, Londres, p.99.

Yoshida,K.;Yahara, S.;Saijo,R.;Murakami,K.;Tomimatsu,T.;Nohara,T.(1987) : Alterações causadas por enzimas incluídas nos constituintes de *S.nigrum,* bagas, Chem. Pharm. Bull, **35** (4), 1645-1648.

Zimmerman, H.J., (1986): Effect of alcohal on other Hepatotoxins, Alc.Clin.Exp.Res.**10**, 3-15.

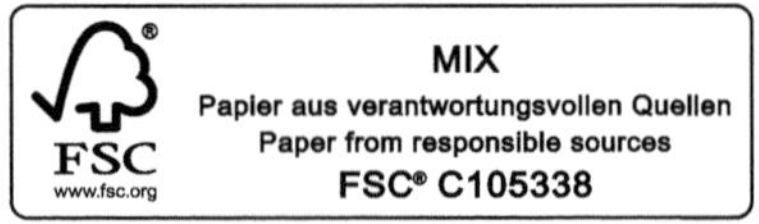

Printed by Books on Demand GmbH, Norderstedt / Germany